Dr. Michelle HAINTZ

# Selbstheilungskräfte aktivieren im Gespräch mit dem Körper

## Erfahren Sie im Zweihand-Schreiben mit Körper und Seele, was Sie für Ihre Heilung brauchen!

Neu-Veröffentlichung Mai 2021

Erstaufgabe 2011 unter dem Titel
„Körper-Briefe“



**Bibliographische Information der Deutschen Nationalbibliothek**

Die Deutsche Nationalbibliothek verzeichnet diese Publikation in der deutschen Nationalbibliographie; detaillierte bibliographische Daten sind im Internet über http://dnb.d-nb.de abrufbar.

**Rechtliche Hinweise**



**Autorin:** © Dr. Michelle Haintz dr.michelle.haintz@aon.at

**Layout und Satz:** Dr. Michelle Haintz

**Umschlaggestaltung:** Angelina Schulze und Dr. Michelle Haintz

**Coverbild:** © Piotr Marcinski – Adobe.Stock

**Verlag:** Angelina Schulze Verlag
Am Mühlenkamp 15, 38268 Lengede

verlag@angelina-schulze.com

https://as-infothek.de

https://angelina-schulze-verlag.de

ISBN: 978-3-96738-145-0

## Inhaltsverzeichnis

Dieses „Wortkind“,
wie ich meine Bücher gern nenne,
widme ich aus tiefstem Herzen
meiner Verlegerin und
mittlerweile lieben Freundin
Angelina Schulze!

Dieses Buch will und kann keine ärztliche Diagnose und Therapie ersetzen. Die Empfehlungen, die Sie hier finden sind von der Verfasserin mehrfach erprobt und für wirksam befunden worden; jedoch kann keine Garantie für ihre Wirksamkeit übernommen werden!

So ist eine Haftung für irgendwelche Schäden ausgeschlossen, und weder Verlag noch Verfasserin können für die Folgen, die aus der praktischen Anwendung oder dem Missbrauch der in diesem Buch enthaltenen Hinweise entstehen können, verantwortlich gemacht werden!

## Vorwort von Rolf Bernhard Geißmann

Es war ein sonniger Mittwochnachmittag in der Nähe einer deutschen Großstadt.

Eine junge Baufamilie hatte mich beauftragt, ihr neu erworbenes Baugrundstück einmal auszumuten. Wichtig war das Erkennen geopathogener Zonen, Wasseradern, die ggfs. abladend wirkten, also einmal das komplette Programm für Grundstücke.

Nach meiner Mutung saßen wir zusammen und besprachen das Ergebnis.

Und dann kam wieder einmal die unvermeidliche Frage, die ich immer wieder zu hören bekomme:

*„Können Sie auch etwas zu mir sagen? Ich erlebe immer dieses oder jenes und kann es nicht einordnen."*

Offensichtlich ergeht es vielen Menschen so. Damals dachte ich, dass es doch eine Lösung oder eine Abfragetechnik gerade für diese Menschen geben müsste, die ihnen weiterhelfen kann.

Etwas, was diese Interessierten dann direkt selber anwenden können.

Es gibt Menschen in meinem Leben, mit denen ich mich aufgrund der Entfernung gerne über E-Mail austausche und wir uns gegenseitig bei Fragen helfen.

Hier war und bin ich immer gut verbunden mit Michelle Haintz aus Wien, promovierte Ärztin, Künstlerin und Seminarleiterin mit großer Erfahrung.

Diese Frau lebt anders als andere Menschen, drückt sich durch eine besondere Art der Kunst aus und lebt, wie ich feststellen und ausmuten durfte, in einer großen Wohnung in Wien, die gleichzeitig ein Atelier ist und wo so immense Bovis-Einheiten herrschen, dass hier empfindliche und auch „normale" Menschen, nicht lange leben könnten. Aber gerade hier bezieht Michelle Haintz ihre Kraft her und ihr Wissen, das sie gerne weitergibt.

Also fragte ich sie, was sie denn für Lösungen kenne, um „meinen“ Kunden bei ihren persönlichen Fragen, Antworten geben zu können.

*„Frag doch mal die linke Hand“.*

So lautete ihre Antwort.

*„Wie bitte? Was soll denn das?“*

Und dann erklärte sie mir eine Methode, die ich sofort mit Erfolg ausprobierte. Es folgte ein Manuskript, das ich mit Spannung und voller Neugierde las.

Das war es! Das war die Lösung für meine Interessenten.

Dann war es nur noch ein kurzer Weg, dieses Manuskript auch als Buch herauszubringen.

Es ist mittlerweile nicht das erste Buch der Michelle Haintz, aber eines, das fragenden Menschen, schnell und einfach eine Hilfestellung gibt.

Rolf Bernhard Geißmann

Geo-Alchemyst, Baubiologe, Feng Shui-Berater

Creativ-Werkstatt für biologisches Bauen

## Vorwort der Autorin

Geschätzte Leserinnen und Leser,

meine erste und sehr bewegende – und zwar sowohl emotional aber auch mich in Bewegung setzende – Begegnung mit der in diesem Buch vorgestellten Methode der Hinterfragung von Botschaften hinter unseren Krankheiten oder Funktionsstörungen von einzelnen Organen oder Organsystemen hatte ich anlässlich einer Operation, bei der mir ein Organ entfernt werden musste.

Schon im Vorfeld dieses Eingriffes hatte ich eine Weile mit diesem Sorgen-Organ korrespondiert. Dies konnte mir zwar die Operation nicht ersparen, allerdings wurden mir dadurch eine Menge sehr interessanter und aufschlussreicher Details im Zusammenhang mit uralten Traumata und daraus resultierenden und nun längst überholten destruktiven Verhaltensmustern bewusst.

Als ich mich dann jedoch nach erfolgter Operation höflicher Weise von diesem Organ verabschieden wollte, kam eine Antwort, die mich nicht nur emotional stark berührt, sondern auch ziemlich erstaunt hat. Diese Antwort hätte ich in dieser Form niemals erwartet – und sie wäre wohl auch kaum über meine rechte Hand aus meiner linken Gehirnhälfte gekommen!

Seit dieser Zeit arbeite ich sehr viel mit dieser Technik: wann immer ich ein Symptom nicht ganz klar deuten kann, frage ich meine linke Hand. Aber ich nütze sie auch für andere Fragestellungen, die mir wichtig sind und zu denen mir die Antworten meiner rechten Hand nicht genügen.

Darüber hinaus stelle ich das Links-Schreiben praktisch in jedem meiner Seminare vor und biete sie immer dann in meinen Beratungen an, wenn ich das Gefühl habe, dass hier verborgenes Wissen auf Entdeckung wartet.

So bekomme ich immer wieder interessante Bestätigungen für den Wert dieser faszinierenden Methode zur etwas anderen Informations-Gewinnung.

Ehe ich Sie nun einlade, mich auf eine kleine briefliche Reise durch unseren Körper zu begleiten, möchte ich Ihnen jedoch den theoretischen Hintergrund dieser Technik klar legen. Mir persönlich ist es immer sehr wichtig, Dinge und Tatsachen zu verstehen – vor allem dann, wenn es darum geht, etwas neu Entdecktes in meinen Alltag aufzunehmen.

Daher trachte ich danach, auch bei meinen Ansprech- (oder in meinen Büchern Anschreib-) Partnern klares Verständnis – möglichst in Form von motivierenden Aha-Erlebnissen – zu erzeugen.

## Warum das Links-Schreiben funktioniert

Hier ist also die Erklärung dafür, warum wir mit der linken (nicht dominanten) Hand etwas anderes schreiben als mit der rechten (dominanten) Hand:

Die Nervenbahnen zwischen unserem Körper und unserem Gehirn kreuzen im Hals die Mittellinie, sodass die rechte Körperhälfte (und damit die rechte Hand) mit der linken Gehirnhälfte verbunden ist und die linke Körperhälfte (und damit auch die linke Hand) mit der rechten Gehirnhälfte.

So erklärt sich übrigens auch die rechtsseitige Lähmung bei Insult-Patienten, bei denen der Schlaganfall in der linken Gehirnhälfte stattgefunden hat – und umgekehrt.

Und daher fällt bei Menschen mit einem rechtsseitigen Schlaganfall auch die Sprache aus, weil unsere Sprachzentren ihren Sitz in der linken Gehirnhälfte haben.

Unsere linke Gehirnhälfte ist die logisch-analytische, in Worten und Zahlen denkende. Sie arbeitet linear und ihre Aufmerksamkeit ist gerichtet, nimmt daher sukzessiv wahr: ein Detail nach dem anderen. In ihr sitzen – wie erwähnt – die Sprachzentren, der Umgang mit Zahlen, sowie unsere zeitliche Orientierung.

Die rechte Gehirnhälfte agiert ganzheitlich: sie nimmt simultan das große Ganze wahr und denkt in Bildern, Symbolen, Metaphern und Analogien. Und über sie orientieren wir uns räumlich. Interessanter Weise sind in ihr unsere Erinnerungen objektiver gespeichert, weil sie in ihrer Wahrnehmung nicht so stark durch unser Selbstbild geprägt ist wie ihr Gegenstück.

So finden wir in ihr beispielsweise bei Erinnerungen an einen Streit nicht nur unsere eigene Sicht der Dinge und wie es uns dabei gegangen ist, sondern auch die Befindlichkeit und die dieser zugrunde liegende Interpretation unseres Gegenübers.

Das liegt wohl daran, dass wir über sie in der Kommunikation nicht die Worte wahrnehmen und verstehen – das ist ja, wie erwähnt, eine Funktion der linken Gehirnhälfte – sondern all das, was zwischen unseren Worten mitschwingt: Betonung, Körpersprache, Mimik …

Und wenn Sie je an so etwas wie einem Kommunikations-Training teilgenommen haben, dann wissen Sie, dass über diesen nonverbalen Austausch etwa 85 % der Information fließt.

Aber die rechte Gehirnhälfte ist wohl auch stärker und unmittelbarer – also unter Umgehung unseres bewussten Denkens – mit unserem Herzen verbunden.

Näheres zur eminent wichtigen Verbindung zwischen unserem Herzen und unserem Gehirn können Sie in den ungemein faszinierenden Büchern von Doc Childre über die Herz-Intelligenz nachlesen!

Und sie birgt ungeahnte Schätze, derer wir uns meist erst dann bewusst werden, wenn wir uns daran machen, Zugang dazu zu finden – und das geht hervorragend über die linke Hand!

Natürlich sind unsere beiden Gehirnhälften durch den sogenannten Balken (Corpus Callosum) miteinander verbunden, aber ihre Integration ist nur selten wirklich ideal!

Daher arbeiten unsere beiden Zugangsweisen zum Leben nicht so gut Hand in Hand, wie es zu wünschen wäre – und die hier vorgestellte Technik des Links-Schreibens ist eine, die diese Integration ungemein fördert!

Andere ebenfalls sehr zu empfehlende Methoden sind diverse kinesiologische Übungen (von denen ich Ihnen einige auch hier vorstellen werde – zur Einstimmung) oder auch spezielle Atemübungen wie die Wechselatmung aus der Yoga-Tradition (auf die ich etwas später auch noch näher eingehe).

Zur Integration unserer beiden Gehirnhälften möchte ich Ihnen ein Bild anbieten: wenn Sie mit zwei Beinen fünf Stundenkilometer laufen, wie rasch laufen Sie dann mit einem Bein? Eben, nicht halb so rasch!

Und ebenso ist es, wenn Sie nur mit einer Gehirnhälfte Ihr Leben gestalten! Nur leider tun wir das in unserem Kulturkreis und in unserer Zeit vorwiegend – nämlich mit unserer linken.

Wenn Sie beispielsweise nur mit Ihrer linken Gehirnhälfte kommunizieren, entgeht Ihnen all das, was an Information zwischen den Worten mitschwingt – und das ist letztlich ähnlich unzureichend wie ein bloß schriftlicher Austausch, auch wenn noch so viele Emoticons eingeschaltet werden ☺...

All das können Sie mir einfach glauben, aber ich würde mir wünschen, dass Sie es selbst erfahren, indem Sie die Anregungen in diesem Buch aufnehmen und zumindest einige Male selbst versuchen, den Schatz, der in den Hirnwindungen Ihrer rechten Gehirnhälfte schlummert, zu heben – um es poetischer zu formulieren: wie Dornröschen aus dem Schlaf wach zu küssen ...

Als ich gegen Ende der siebziger Jahre Medizin studierte, hieß es, wir nützen gerade mal 12 % unseres Hirnpotenzials aus – heute meinen Wissenschaftler, wir seien bei rund 2 % – und auch damit ist wohl noch nicht das Ende erreicht.

Diese Tatsache können wir – ähnlich wie das sprichwörtliche Glas Wasser, das wir als halb-gefüllt oder halb-geleert interpretieren können – als in höchstem Maße traurig sehen: wir nützen „nur“ so wenig unserer Möglichkeiten; oder aber wir können jubelnd feststellen, dass wir immerhin noch 98 % unseres Hirnpotenzials frei verfügbar haben und jederzeit in Besitz nehmen können – ich persönlich bevorzuge diese Sichtweise, weil sie weniger Stress auslöst und damit gesünder ist!

Und der möglichst regelmäßige Einsatz unserer linken Hand hilft uns, Zugang zu diesem Schatz zu finden, ihn nach und nach zu heben und so dieses bisher zumeist brach liegende Potenzial mehr und mehr zu nützen.

Die rechte Gehirnhälfte ist auch unsere kreative, wovon Sie sich leicht überzeugen können, wenn Sie eine Weile Ihre linke Hand nützen.

Und zwar einerseits über das Links-Schreiben, um Zugang zum erstaunlichen Bewusstseins-Pool Ihrer rechten Gehirnhälfte zu gewinnen; andererseits, indem Sie sie mehr und mehr auch in die Gestaltung Ihres Alltags miteinbeziehen, um über verschiedene zweihändige Tätigkeiten und Bewegungen die beiden Gehirnhälften zu integrieren.

Aber dies ist natürlich auch sinnvoll, um ganz allgemein mehr manuelle Geschicklichkeit zu entwickeln – oder brauchen Sie wirklich den Leidensdruck einer gebrochenen und eingegipsten rechten Hand, um die Handlungsfähigkeit ihrer Linken wieder in Besitz zu nehmen?

Kinder sind übrigens ursprünglich viel beidhändiger angelegt – nur geht dieses Potenzial wie vieles im Laufe der „Erziehung“ verloren. Glücklicher Weise werden Linkshänder heute nicht mehr umgepolt, was früher absurder Weise ja Gang und Gebe war – mit dem Argument, sie sollten „mit der schönen Hand schreiben“.

Oder kennen Sie die Aufforderung an ein Kind beim Grüßen: „Gib doch die schöne Hand!“?

Erfreulicher Weise ist unser überaus reiches Potenzial nie ganz und gar verloren – nicht, wenn es von außen unterdrückt wurde und nicht, wenn es aus Unwissenheit brach gelegen ist! Mit etwas Geduld und vor allem auch Freude daran, können wir es uns wieder aneignen!

Die Freude dabei ist vor allem wichtig, weil wir erst unter dem Einfluss unserer Glückshormone einen guten Zugang zu unserer Hirnrinde haben – und in diesem entwicklungsgeschichtlich jüngsten Teil unseres Gehirns sitzt ja unser Homo Sapiens Sapiens, bereit, (wieder) in Besitz genommen zu werden!

Wir wissen heute, dass unser Gehirn ein höchst plastisches Organ ist, das sich praktisch ununterbrochen verändert, was auch immer wir tun, denken oder fühlen – heutige Forscher auf dem Gebiet der Neurophysiologie sprechen von unserem „vibrierenden Netz“ und weisen darauf hin, dass es bei entsprechender Beanspruchung bis ins hohe Alter den neuen Anforderungen gemäß umformbar ist!

Es ist schon wahr, dass wir meist erst dann schätzen, was wir hatten, wenn wir es nicht mehr – oder für eine Weile nicht – haben! Erst wenn ein Hexenschuss unsere Tiefatmung beeinträchtigt, können wir einen tiefen Atemzug über den Schmerzpunkt hinaus so richtig schätzen!

Erst wenn ein Schnupfen uns unseres Geruchs- und Geschmacks-Sinnes beraubt, lernen wir zu schätzen, wie köstlich dieser Apfelstrudel duftet – oder auch der geliebte Mensch – und wie herrlich dieses Steak schmeckt – oder auch ein Kuss ☺ …

## Möglichkeiten des Links-Schreibens

Sie können natürlich auch ohne ein bestimmtes Ziel – also einfach aus Freude an diesem inneren Dialog – regelmäßig Ihre „linken Seiten" schreiben. Ich habe das immer wieder über längere Wegstrecken getan und erstaunliche Erfahrungen damit gemacht!

Dazu habe ich mich jeweils abends vor dem Einschlafen – meist ohne Frage, manchmal aber auch mit der allgemeinen Frage, was meine linke Hand mir zum heutigen Tag erzählen möchte, oder was gerade ansteht … – dieser Technik hingegeben und so meiner rechten Gehirnhälfte frei von Erwartungen die Möglichkeit eröffnet, mir die Botschaften, die sie für wichtig hielt, mitzuteilen.

Das waren teils Klärungen von Alltags-Fragen, die mich eben beschäftigten, aber auch allerlei scheinbar „sinnlose" philosophische Abhandlungen wie einmal die Bearbeitung der Zahl acht: die Zahl acht, so machte mich meine rechte Gehirnhälfte aufmerksam, ist die einzige, die in vielen verschiedenen Worten vorkommt – für keine andere Zahl gilt dies!

Das können Sie gern nachprüfen – und es ist eine lustvolle Übung, Worte zu finden, die „acht" mit einschließen!

Einfach so – l´art pour l´art ☺:

im dunklen Sch8
hab ich Stunden verbr8

aber dann ganz s8
von Engeln bew8
hab ich mich aufgem8

vorbei nun die N8
meine Seele l8
in des morgens Pr8

hätte ich das ged8

mit all ihrer M8
ist die Liebe entf8 …

Abgesehen davon wird die Acht umgelegt zum Unendlichkeits-Zeichen!

Ein anderes Mal hat mir meine linke Hand prophezeit, dass ich am nächsten Tag eine große Überraschung erleben würde. Nun, wir wissen, wie das mit der selektiven Wahrnehmung ist: wenn ich auf eine Überraschung warte, wird mir höchst wahrscheinlich irgendetwas auffallen, das mich überrascht – und was eine große oder eine kleine Überraschung ist, ist wohl Ansichtssache.

Aber die Überraschung, die mich an diesem Tag erwartete – und von der ich bis heute nicht weiß, wie meine linke Hand tags zuvor davon wissen konnte! – war nicht irgendeine Kleinigkeit, sondern tatsächlich eine mein Leben zum Positiven hin verändernde Nachricht, die ich absolut nicht erahnen oder vorher wissen konnte.

Das wäre also die eine Möglichkeit: sich einfach hinzusetzen und die linke Hand schreiben zu lassen.

Oder aber Sie wählen ein „Gegenüber“, für das Ihre linke Hand steht und im Namen dessen sie schreiben soll: dazu schreiben Sie zuvor mit Ihrer rechten Hand einen Brief an dieses Du (wer oder was das alles sein kann, werde ich gleich noch erläutern!), wechseln dann das Schreibgerät in die andere Hand, versetzen sich, so weit es Ihnen möglich ist, in Ihr „Gegenüber“ hinein und lassen ihn über Ihre linke Hand antworten.

Das kann sofort auf Anhieb funktionieren, es kann aber auch sein, dass Sie etwas Geduld brauchen. Übung macht, wie wir alle wissen, aus einem Meisterlein einen Meister ☺.

Und wenn Ihre linke Hand dann tatsächlich schreibt, dann kann sich das so anfühlen, als würde tatsächlich irgendetwas/jemand Sie führen – das mag anfangs etwas Unbehagen auslösen, aber ich würde Ihnen vorschlagen: nehmen Sie es mit Humor.

Ich gehe nicht davon aus, dass da wirklich eine fremde Macht von uns Besitz nimmt, ich nehme eher an, dass „das", was da durch uns hindurch über unsere linke Hand schreibt, ein bislang verschütteter – und sich daher anfangs eher fremd anfühlender – Teil unserer Persönlichkeit ist.

Oder aber es kommen Ihnen, sobald Sie sich für das Links-Schreiben bereit machen, Gedanken in den Sinn, die sich zuerst gar nicht so anders anfühlen und von denen Sie meinen, Sie hätten diese genauso gut auch mit der rechten Hand geschrieben.

In diesem Fall empfehle ich Ihnen, die Gedanken einfach niederzuschreiben und erst mit etwas Abstand neuerlich zu lesen und erst dann zu beurteilen, ob sie nicht doch eine andere Qualität haben.

Sie werden sehen, es sind doch merkwürdige und oft auch in einer anderen Terminologie formulierte Gedanken.

Wie sehr Sie die Andersartigkeit dieser mentalen Beute erkennen und anerkennen ist erfahrungsgemäß eine Funktion Ihrer Bereitschaft, dieser Methode zu vertrauen.

Ich erlebe in meinen Seminaren immer wieder Menschen, die zuerst einmal behaupten, sie hätten mit der rechten Hand auch nichts anderes geschrieben, bei näherem Hinsehen – und oft auch erst mit etwas zeitlichem Abstand – dann doch eingestehen, dass es da sehr wohl Unterschiede gibt.

Mir ist nicht daran gelegen, Sie zu missionieren, ich möchte Ihnen einfach eine Methode in die Hand geben, die mir selbst und vielen Menschen in meinem Umfeld sehr, sehr gute Dienste geleistet hat; und von deren Wert ich mich immer wieder aufs Neue überzeugen kann, weil ich sie ja bei jedem Seminar vorstelle – und hier die oft erstaunlichsten Reaktionen beobachten kann.

Der so in Gang gesetzte Gedankenfluss ist bei jenen, die keine Blockaden haben, oft so rasch, dass sie mit ihrer zumeist nicht sehr im Schreiben geübten Nicht-Schreibhand kaum nachkommen.

Wenn das bei Ihnen auch der Fall ist, dann können Sie eventuell das, was Ihnen in den Sinn gekommen ist, als Sie begonnen haben, mit der linken Hand zu schreiben, mit der rechten Hand weiter schreiben, um dann aber gleich wieder umzugreifen und neuerlich Ihre linke Hand zu konsultieren.

Aber eigentlich würde ich Ihnen eher empfehlen, gleich bei der linken Hand zu bleiben, vor allem auch damit diese sich nach und nach an das Schreiben gewöhnen kann! So wie Sie irgendwann einmal gelernt haben, mit der rechten Hand zu schreiben, können Sie natürlich auch lernen, mit der linken Hand zu schreiben, es ist bloß eine Frage der Übung.

Und Sie werden sehen, wie viel Freude es Ihnen bereitet, wenn Ihre linke Hand immer sicherer wird und nach und nach sogar einen eigenen und sehr charakteristischen Schriftzug entwickelt.

Und sollte Ihre rechte Hand tatsächlich einmal ausfallen – warum auch immer –, haben Sie sich auf diese Art und Weise eine jederzeit verfügbare zweite Schreibhand erzogen.

## Funktioniert Links-Schreiben auch für Linkshänder?

Diese Frage taucht natürlich immer wieder auf, und dazu gibt es verschiedene Erfahrungen: manche Linkshänder machen gute Erfahrungen, indem sie das Spiel einfach umkehren und die Fragen mit ihrer dominaten (also ihrer linken) Hand schreiben, das Schreibgerät dann in die nicht-dominante (also ihre rechte) Hand wechseln und sich damit die Antwort geben.

Andere Linkshänder können mit Erfolg sowohl die Frage als auch die Antwort mit der linken Hand schreiben.

Es heisst ja allgemein, dass Linkshänder intelligenter seien – wobei wir mittlerweile ja von verschiedenen Intelligenzen sprechen. Nicht nur gibt es neben der Intelligenz, die über den IQ gemessen wird, auch eine emotionale Intelligenz (EQ), sondern es gibt darüber hinaus eine Menge anderer Funktionen, die man gern als spezielle Intelligenz bezeichnet.

Ich habe den Eindruck, dass viele oder gar die meisten Linkshänder auf Hirnebene a priori besser integriert sind, daher diese Methode gar nicht unbedingt bräuchten.

Dennoch meine ich, dass dieses Frage-Antwort-Spiel, also der Dialog zwischen linker und rechter Gehirnhälfte, mit der bewussten Absicht, beide Gehirnhälften anzusprechen und miteinzubeziehen, sicher auch für Linkshänder interessant und daher zu empfehlen ist!

Sie stehen allerdings meist vor der Wahl: zweihändig oder einhändig mit anderem Aufmerksamkeits-Fokus.

## Welches „Gegenüber" eignet sich für diesen Dialog?

Folgende „Gesprächs-Partner" bieten sich an – wobei Ihrer Phantasie natürlich keine Grenzen gesetzt sind.

Wenn Sie einmal Ihre nicht-dominante Hand ganz und gar in Besitz genommen haben, werden Sie ihre Geschenke nicht mehr missen wollen.

Eine interessante Möglichkeit wäre beispielsweise auch, Ihre linke Hand zu fragen, mit wem sie noch alles – über die hier von mir vorgestellten Möglichkeiten hinaus gehend – über sie kommunizieren könnten.

Hier sind einige Anregungen, wer/was sich gut als ein solches „Gegenüber" eignet:

* Eine Person, mit der Sie nicht (oder nicht mehr oder noch nicht) direkt sprechen oder schreiben können.

* Eine Traum-Gestalt, deren Symbolik Sie nicht verstehen.

* Ein Persönlichkeits-Anteil – wie das Innere Kind, der Innere Kritiker, der Innere Saboteur, der Innere Antreiber, der Innere Mann oder die Innere Frau, der/die Weise Alte – mit dem Sie Kontakt aufnehmen wollen.

* Ihr „Herz" im Sinne Ihrer Inneren Stimme oder Ihrer Seele oder Ihres Höheren Selbst – als Entscheidungs-Instanz, wenn Sie beispielsweise vor einer Weggabelung stehen, oder wenn Sie nicht genau wissen, was Sie von einer anderen Person halten sollen.

* Sie selbst.

* Oder jedes Organ, das Ihnen Sorgen bereitet – oder auch einfach, um sich für sein klagloses Funktionieren zu bedanken!

## Korrespondenz mit einer nicht (mehr) direkt zugänglichen Person

Dies kann entweder eine Person sein, mit der Sie zwar direkten Kontakt haben, aber mit der sie einfach nicht sinnvoll reden können, weil es immer wieder zu Missverständnissen kommt, weil sie Ihnen nicht zuhört oder Ihnen jedes Wort im Mund verdreht, weil sie einfach eine andere Sprache zu sprechen scheint …

In solchen Fällen kann diese Methode der mittelbaren Kommunikation auf Herzens-Ebene (die linke Hand „kommt ja auch von Herzen", wie schon der Volksmund weiß!) einiges an Klärung bringen, die sich auch im Alltag durchaus positiv auswirken mag, auch wenn der oder die andere keine Ahnung von diesem Austausch hat.

Da wir auf immaterieller Ebene viel stärker miteinander verbunden sind, als uns bewusst ist, dürfte ein solcher indirekter Austausch vor allem über energetische Schwingungen wirken.

Auch in diesem Fall haben Sie übrigens zwei Möglichkeiten: Sie können es mir glauben oder aber einfach selbst versuchen und sich so von der oft erstaunlichen Wirkung überzeugen.

Dieses Gegenüber kann aber auch eine zwar lebende aber nicht zugängliche Person sein, wie beispielsweise Ihr Idol – für die meisten von uns gibt es ja Vorbilder, Menschen, die wir bewundern und mit denen ein Gespräch durchaus interessant, anregend, bereichernd sein könnte – aber dies ist einfach nicht möglich; zumindest nicht in dem, was wir Realität nennen.

Aber in unserer Vorstellung ist das sehr wohl möglich.

Und da – wie heute eindeutig nachgewiesen werden kann – unser Gehirn nicht unterscheiden kann, ob wir etwas „tatsächlich erleben“ oder „uns nur vorstellen“, kann ein solcher Dialog äußerst fruchtbar sein.

Probieren Sie es einfach aus – Sie haben nichts zu verlieren, aber ungemein viel zu gewinnen!

Dieses Du kann aber auch eine verstorbene oder nie geborene Person sein, mit der Sie gerne etwas klären wollen, was in materieller Form nicht (mehr) möglich ist.

Diese Möglichkeit mag Ihnen vielleicht ziemlich schräg vorkommen – so ging es mir auch, aber ich ließ mich durch ein sehr bewegendes Erlebnis von ihrer erstaunlichen Wirksamkeit überzeugen.

Ich bin als ausgebildete Naturwissenschaftlerin keine Anhängerin des Spiritismus und kann Ihnen in diesem Fall nicht genau erklären, wie das funktioniert, aber ich habe mehrere überzeugende Beispiele erlebt und halte es daher mit dem Gedanken „wer oder was hilft, hat Recht“.

Den wohl berührendsten Fall erlebte ich bei einem zweitägigen Seminar.

Als ich am Nachmittag des ersten Tages die befreiende Wirkung von Selbstvergebung ansprach, begann eine Teilnehmerin zu weinen und erzählte, es gäbe da etwas, was sie sich absolut nicht vergeben könne, vor allem da die andere Person nicht mehr am Leben sei – eine Entschuldigung also nicht mehr möglich wäre.

Ich empfahl ihr die Methode des Links-Schreibens, erwartete angesichts ihres offensichtlich höchst skeptischen Gesichtsausdruckes allerdings nicht allzu viel.

Am nächsten Morgen dachte ich nicht mehr an meine Empfehlung, aber mir fiel auf, dass diese Frau mittleren Alters an diesem Tag irgendwie anders aussah – sie saß in unserem Sesselkreis genau mir gegenüber in meinem Blickfeld, daher war mir ihre Veränderung wohl auch ziemlich rasch aufgefallen.

Aber angesichts meines wie immer recht dichten Seminarprogramms befasste ich mich nicht weiter mit dieser Wahrnehmung.

In der ersten Pause jedoch kam sie auf mich zu und erzählte mir freudestrahlend, sie wäre meiner Empfehlung gefolgt und hätte trotz anfänglicher Skepsis mit der rechten Hand diesen Brief – mit der Bitte um Vergebung – an die verstorbene Person geschrieben und tatsächlich so etwas wie Absolution über die Worte, die aus ihrer linken Hand „wie von selbst flossen" – wie sie erstaunt meinte –erhalten.

Absolution von dieser Person, aber in Folge dessen vor allem auch von sich selbst, was mir eigentlich noch um vieles wichtiger erschien.

Als sie mir das berichtete, hatte sie – anders als tags zuvor! – Freudentränen in den Augen, und nun wurde mir klar, warum sie sich über Nacht so verändert hatte: die enorme Erleichterung, die sie anlässlich dieser Lösung empfand, wirkte geradezu verjüngend – ein Effekt, den mir auch alle anderen Seminarteilnehmer bestätigten: und zwar nicht auf meine Suggestivfrage hin.

Ich fragte bloß in der Runde, ob ihnen irgendetwas an ihrer Kollegin aufgefallen wäre – noch bevor ich diese bat, ihre Geschichte dann auch mit den anderen zu teilen.

Natürlich wirken solche Erfahrungen in einer Gruppe besonders motivierend – und einige, die diese Erzählung damals mit angehört hatten, nahmen sich vor, diese Art posthumer Klärung nun auch selbst zu versuchen.

Diese Erfahrung kann ich Ihnen über dieses Buch natürlich nur über meine Erzählung vermitteln – dennoch wünsche ich Ihnen von Herzen, dass Sie sich anstecken lassen.

Wer hat nicht irgendetwas „offen“, irgendeine „Leiche im Keller“, uralte „Gewissensbisse“ – und die linke Hand verhilft oft schon beim ersten Versuch zu einer erleichternden Klärung oder auch Absolution.

Noch einmal – damit da auch sicher kein Missverständnis aufkommt! – ich gehe natürlich nicht davon aus, dass die so angesprochene verstorbene Person auf Wolke sieben sitzt und nur darauf wartet, den Beicht-Brief eines Lebenden zu beantworten.

Aber ich habe mehrfach den Effekt dieser Technik auch in diesem Zusammenhang miterlebt – und der hat mich überzeugt.

Es gibt einfach Dinge, die wir uns noch nicht erklären können – und wiewohl ich mich auch immer diebisch freue, wenn es endlich wissenschaftlich fundierte Erklärungen für etwas gibt, das wir lange schon fühlen oder erfahren haben oder auch bloß „im Bauch wissen“, bin ich durchaus auch einmal bereit, etwas noch nicht nachweisbares quasi als Arbeitshypothese anzunehmen – sofern es sich als hilfreich erwiesen hat.

Eine andere und ebenfalls sehr heilsame Möglichkeit ist die klärende Kommunikation mit einem verlorenen Kind! Ich erlebe immer wieder die befreiende Wirkung dieser Technik mit, wenn ich sie Frauen empfehle, die nicht gut damit umgehen können, ihr Kind verloren zu haben – was oft besonders schmerzhaft ist, wenn diesem Verlust nachgeholfen wurde.

Es liegt mir fern, hier zu werten, aber ich weiß aus vielen Erfahrungen, wie erlösend eine solche Klärung auch nach Jahren noch wirken kann – ganz besonders in Fällen, in denen die Frau selbst ihr Kind gern behalten hätte, es jedoch zur „Rettung“ der Beziehung mit ihrem Kindesvater wieder „heim geschickt“ hat.

So eine Erfahrung kann über viele Jahre hinweg als zehrender Energieräuber im Unterbewusstsein wirksam bleiben. Und mir ist kein Fall bekannt, in dem diese Form von Austausch nicht zumindest eine Erleichterung gebracht hätte.

Ganz besonders wichtig finde ich eine solche Klärung für Menschen, die Schuldgefühle haben, weil sie den Eindruck haben (ob berechtigt oder nicht, ist hier irrelevant!), sie wären für den Tod der anderen Person (zumindest mit) verantwortlich – sei dies nun ein Unfalltod, ein Suizid oder der tödliche Ausgang einer Krankheit.

Oder aber eine nahe stehende Person ist einfach völlig unerwartet und zu plötzlich hinüber gegangen, sodass manches unausgesprochen geblieben ist, was Sie ihr noch gerne vermittelt hätten …

Aber diese Technik kann uns auch einen geliebten Großvater, eine wichtige Tante oder auch einen wertvollen Freund, der zu früh von uns gegangen ist, gewissermaßen zurückgeben, wenn wir uns dieser Erfahrung hingeben.

Vielleicht kennen Sie das berührende Lied „Großvater“ der österreichischen Musikgruppe STS? Hatten Sie so einen Menschen und bedauern, ihn oder sie nicht mehr zugänglich zu haben?

Wenn Sie das möchten, gibt es nach wie vor – wenn auch nicht körperlich fassbar – eine Möglichkeit der Kommunikation.

## Korrespondenz mit einer Traumgestalt

Da unsere Träume im Wesentlichen aus unserer kreativen rechten Gehirnhälfte kommen, finden wir hier auch die Antwort auf die Frage nach deren Bedeutung.

Träume sind wie Briefe, die wir uns jede Nacht selbst schreiben – und es sind oft sehr aufschlussreiche Briefe.

Allerdings gilt es erst, sie zu entziffern, weil sie in einer sehr symbolischen Sprache formuliert sind und von Metaphern und Analogien nur so strotzen.

Die linke Hand hilft uns, Zugang zur Quelle unserer Träume zu gewinnen und damit umfassendes Verständnis darüber zu erlangen, was sie uns sagen möchten.

Denn natürlich sind viele Träume einfach Aufarbeitungen von Alltagsereignissen, aber daneben gibt es immer wieder auch welche, die uns wichtige Botschaften mitteilen möchten.

Das können Warnungen sein – bezüglich einer drohenden Krankheit, einer Unfallgefahr oder einer Person, die uns schaden könnte –, spannende Vorhersagen, die unsere selektive Wahrnehmung gezielt lenken wollen, damit wir etwas wichtiges oder interessantes oder erfreuliches nicht versäumen; oder auch wertvolle kreative Ergüsse, die uns verloren gehen, wenn wir unseren Träume keine Bedeutung schenken.

## Korrespondenz mit einem Persönlichkeits-Anteil

Wir sind „viele“ – was nicht heißt, dass wir wie Schizophrene unter multiplen Persönlichkeiten leiden, sondern dass wir verschiedene Persönlichkeits-Anteile in uns haben, die nicht immer alle an einem Strang ziehen.

Der wohl bekannteste ist unser Innerer Schweinehund, den ich lieber Inneren Saboteur nenne, und der in dem gut gemeinten Versuch, uns etwas, was er als gefährlich einschätzt, unbedingt ersparen zu wollen, uns an so mancher positiver und durchaus wertvoller Erfahrung hindert.

Der konstruktive Umgang mit diesem an sich ja wohl meinenden, in seiner Wirkung allerdings oft höchst destruktiven Persönlichkeits-Anteil würde den Rahmen dieses Buches sprengen.

Hier möchte ich Ihnen nur empfehlen, sich mit diesem Teil Ihrer Persönlichkeit zusammen und dann auseinander zu setzen, Freundschaft mit ihm zu schließen und eventuell so etwas wie Koalitions-Verhandlungen zu führen, um ihn von einem destruktiven zu einem konstruktiven und damit hilfreichen Weggenossen umzufunktionieren – indem Sie ihm ganz einfach sinnvolle Aufgaben zuteilen.

Diese Art der Beschäftigungs-Therapie vermittelt ihm einerseits jene Wertschätzung, die er sich wünscht, und hält ihn andererseits von seinen oft fatalen Sabotage-Akten ab.

Dadurch werden enorme Energien frei, die wir bisher in dem Versuch, mit angezogener Handbremse Vollgas zu fahren, vergeudet haben.

Aber auch der liebevolle und fürsorgliche Austausch mit unserem Inneren Kind ist ungemein wertvoll.

Wenn wir unser Inneres Kind „geheilt“ haben, wird unser Leben bunter, vielfältiger, spannender, lebendiger; und wir finden wieder freien Zugang zu unserer Kreativität, die uns irgendwann einmal ab erzogen wurde, zu unserer Lebensfreude, die uns auf den Weg ins Erwachsenenleben verloren gegangen ist, zu unserer Begeisterung, die wir uns kaum mehr je frei zugestehen.

Oder kennen Sie noch viele Erwachsene, die sich so richtig für etwas begeistern können?

Und nicht zuletzt zu unserem Urvertrauen – damit werden wir auch offen für Neues, was in einer Zeit, in der uns allerorts Flexibilität abverlangt wird, nicht unwichtig sein mag.

Auch dieses Thema könnte ein ganzes Buch füllen – und es gibt sehr kluge Bücher zum Thema „Heilung des Inneren Kindes“, die ich allen, die sich hier angesprochen fühlen, nur wärmstens ans Herz legen kann.

Unser Inneres Kind können wir beispielsweise fragen, was es sich von unserem Leben wünschen würde – und meist wird es mehr Spiel, mehr Freude, mehr Lust und Genuss, und vor allem mehr Leichtigkeit fordern – Dinge, die unser Leben tatsächlich enorm bereichern würden.

Vielleicht haben Sie den Film „The Kid“ gesehen, in dem dieses Thema spielerisch aufbereitet wird.

Neben dem Inneren Kind tragen wir alle auch noch unsere Weise Alte oder unseren Weisen Alten in uns – eine ungemein hilfreiche Instanz, die naturgemäß über eine weitere Perspektive verfügt, und deren Weisheit uns über unsere linke Hand auch zugänglich wird.

Ich weiß nicht, ob Sie das Buch „Hühnersuppe für die Seele“ von Canfield und Hansen kennen – ich liebe es sehr, weil es wirklich eine Sammlung von Endorphin-

Ausschüttern bietet und eigentlich auf jedem Nachtkästchen liegen sollte.

Im Zusammenhang mit unseren „Weisen Alten“ fallen mir die Gedanken von Nadine Stair ein, die man im Alter von 85 gefragt hat, was sie anders machen würde, könnte sie ihr Leben noch einmal leben. Was hätte sie nicht alles anders gemacht.

Als ich erstmals ihre Gedanken gelesen habe, ist für mich die Frage aufgetaucht: müssen wir tatsächlich warten, bis wir selbst alt und weise sind, um all das zu erkennen?

Oder gibt es nicht doch eine Möglichkeit, uns all dessen schon früher klar zu werden?

Und ja, liebe Leserin, lieber Leser, die gibt es!

Wir können über unsere linke Hand Zugang zur Weisheit in uns gewinnen und uns von ihr Empfehlungen für eine kluge und das Leben bejahende Lebensgestaltung holen.

Sie kennen doch sicher Menschen, die sagen: „ach, wäre ich doch noch einmal um vieles jünger und würde all das wissen, was ich heute weiß!“ – nun, im Grunde haben wir die Möglichkeit dazu.

Der oder die Weise Alte in uns ist uns um viele Jahre voraus und weiß daher vieles, was wir noch nicht wissen –und er oder sie ist jederzeit bereit, uns an diesem Wissen und dieser Weisheit teilhaben zu lassen.

Ich weiß schon, einige von Ihnen werden jetzt wohl die Stirn runzeln und mich für etwas verrückt halten – aber nach rund einem Jahrhundert Quantenphysik wäre es meiner Ansicht nach angemessen, dem Thema Zeit etwas differenzierter entgegen zu treten – Zeit ist nicht linear, auch wenn wir sie noch so sehr als solches empfinden.

Und noch einmal: wer hilft, hat Recht – und hier kommt Hilfe ohne negative Nebenwirkungen.

Auch hierzu habe ich übrigens eine amüsante Erfahrung in meinem Erinnerungsschatz, die ich an dieser Stelle gern mit Ihnen teilen möchte: in einem Seminar für einen großen Chemie-Konzern hatte ich unter anderen auch einige ziemlich kopflastige Techniker in der Gruppe.

Und einer davon hat uns alle – vor allem aber sich selbst – bei dieser Übung ziemlich verblüfft.

Als ich das Links-Schreiben erklärte, saß er mir mit vor der Brust verschränkten Armen, ironisch, wenn nicht gar zynisch verzogenen Mundwinkeln und hoch gezogenen Augenbrauen gegenüber, und es war unschwer zu erkennen, was er über mich und meine Technik dachte.

Da ich schon oft zuvor erlebt hatte, wie diese Methode interessanter Weise gerade bei Skeptikern angeht – wohl weil sie sich nicht selbst durch eine allzu große Erwartungshaltung im Weg stehen und den Schreibfluss bremsen –, musste ich angesichts seiner sehr offensichtlichen Ironie schmunzeln und dachte vergnügt: „Na, mein lieber Freund, du wirst dich noch wundern!“

Und genau das war auch der Fall: wie alle anderen schrieb auch dieser junge Mann mit der rechten Hand einen Brief an seinen Weisen Alten und nahm dann – zu meiner Verwunderung ohne zu zögern – seinen Kugelschreiber in die linke Hand und schrieb und schrieb und schrieb …

Alle anderen waren längst fertig, aber er schrieb immer noch, während seine Augenbrauen immer noch höher hinauf wanderten.

Als das Musikstück zu Ende war, das ich bei dieser Übung immer gern zur Entspannung spiele, schien es, als würde er aus einer Trance erwachen – und dann begann er richtig ungehalten zu schimpfen.

Das könne überhaupt nicht wahr sein … so etwas wäre doch nicht möglich … es sei einfach unfassbar! Wer, bitteschön, hätte DAS geschrieben??? Sicher nicht er!!! Mit seiner rechten Hand hätte er als Antwort auf seine Frage maximal zwei bis drei Zeilen in Stichworten geschrieben, aber über die linke Hand wäre da ein geradezu kitschiger Sermon heraus gekommen … es wäre ja geradezu peinlich … aber irgendwie auch schön …

Der gute Mann schien ganz und gar perplex, wiewohl seine Augen leuchteten angesichts seiner überraschenden poetischen Ergüsse.

Und seine Kollegen lachten, ebenso erstaunt wie er, weil sie so etwas gerade von ihm niemals erwartet hätten …

Natürlich freute ich mich diebisch, aber das konnte ich ihm natürlich nicht so offen zeigen. So war mein Kommentar nur, er solle vielleicht ab und zu mal versuchen, als Ausgleich zu seinem sehr an Logik orientierten Alltag Gedichte zu schreiben.

Und erstaunlicher Weise griff er diese Empfehlung auf und meinte – immer noch fassungslos den Kopf schüttelnd –, ja … das könne er sich durchaus vorstellen …

Auch der Austausch mit der Inneren Frau kann enorm bereichernd sein – im Prinzip für Männer wie Frauen gleichermaßen, besonders aber für jene, deren Yin-Anteil verletzt ist und dringend der Heilung bedarf.

Dasselbe gilt natürlich für den Inneren Mann – auch er sinnvoller Weise für Frauen ebenso wie für Männer, besonders für jene, deren Yang-Anteil lädiert ist.

Eine besonders schöne Methode für eine Frau mag es auch sein, ihren Inneren Mann dazu zu bewegen, ihre Innere Frau zu heilen, indem er ihr all das gibt, was äußere Männer ihr (noch) nicht geben können – vielleicht auch weil sie es (noch) nicht annehmen kann.

Und umgekehrt ist es für einen Mann sehr beglückend, seine Innere Frau dazu anzuregen, seinem Inneren Mann jene Geborgenheit, Fürsorge und emotionale Nahrung zu schenken, die er sich wünscht, die er von äußeren Frauen aber (noch) nicht annehmen kann.

Und es gibt noch eine ganze Menge anderer Persönlichkeits-Anteile, mit denen Kontakt aufzunehmen Ihnen nicht nur Freude bereiten kann, sondern auch helfen wird, in demokratischer Art und Weise Frieden in Ihrem Inneren zu schaffen.

Sie können sich das Gefüge Ihrer Teil-Persönlichkeiten so ähnlich vorstellen wie eine Kutsche, die von mehreren Pferden gezogen wird: je einheitlicher diese agieren und sich einsetzen, umso besser wird es der Kutsche (und damit Ihnen) gehen, und umso rascher und reibungsloser werden Sie an Ihr Ziel kommen – was auch immer das sein mag.

## Korrespondenz mit dem „Herzen“, der „Inneren Stimme“ …

Auch mit dieser Variante hatte ich schon sehr viele – oft recht tränenreiche – Erlebnisse, denn wenn wir erstmals im Alter von 30-40-50-60-70 … Kontakt mit unserem Herzen (und hier meine ich nicht die Pumpe) suchen, dann tritt da meist einiges an Rührung zutage.

Wenn wir in meinen Seminaren den Herzens-Brief schreiben, dann herrscht daher meist Taschentuch-Alarm, und das kündige ich mittlerweile auch schon an, um zu vermeiden, dass es einigen peinlich ist, wenn ihnen die Tränen über die Wangen rinnen.

Und dies betrifft interessanter Weise nicht nur Menschen, die „nahe am Wasser gebaut“ sind, sondern auch scheinbar Hartgesottene.

Der Herzens-Brief eignet sich vor allem dann, wenn wir wichtige Entscheidungen zu treffen haben – Entscheidungen aus dem Herzen sind bekanntlich die klügeren – wie schon Saint Exupérys Kleiner Prinz wusste, als er meinte „Man sieht nur mit dem Herzen gut!“.

Wir können unser Herz aber auch fragen, wenn es um eine Person geht, von der wir nicht sicher sind, was wir von ihr halten sollen – ob wir ihr beispielsweise vertrauen, uns auf sie verlassen können oder nicht.

Und in Liebes-Angelegenheiten ist unser Herz natürlich DIE Instanz!

Wichtig bei diesen Briefen ist es allerdings, aufmerksam darauf zu achten, ob auch tatsächlich unser Herz geantwortet hat.

Und dafür gibt es einige untrügliche Anzeichen: unser Herz schwingt immer im Ja; unser Herz antwortet immer liebevoll, sanft, nachsichtig, fürsorglich, tolerant; unser

Herz spricht nie mit erhobenem Zeigefinger, nie belehrend, schulmeisterlich und schon gar nicht kritisierend.

Wenn solche Töne auftauchen, dann hat sich ein anderer Persönlichkeits-Anteil eingemischt – meist der Innere Kritiker oder der Innere Antreiber.

Wenn dies der Fall ist, dann gilt es, diesem freundlich aber bestimmt mitzuteilen, dass wir eigentlich nicht ihn gerufen, sondern uns an unser Herz gewandt haben. Er möge seinen Beitrag liefern, dann aber wieder zur Seite treten, um unserem Herzen Raum zu geben.

Auch zum Thema Herzens-Briefe gibt es eine köstliche Geschichte, die mich immer wieder schmunzeln lässt, wenn ich mich an sie erinnere: ein Jurist in den Sechzigern kam zu mir in Beratung, weil er in seinen Liebeswirren nicht klar kam.

So empfahl ich ihm, seinem Herzen einen Brief zu schreiben – mit der Frage, was es zu dieser Angebeteten zu sagen hätte – und es über seine linke Hand antworten zu lassen.

Zuerst bekam ich zur Antwort, er sei ohnehin sehr mit seinem Herzen verbunden und würde nicht eigens einen Brief schreiben müssen, aber nach einigem Insistieren (ich kann da recht nachhaltig sein), gab er doch nach und folgte meinem Rat.

Es dauerte nicht lange, bis er anrief, um mir am Telefon seinen Herzens-Brief vorzulesen – was zur Folge hatte, dass wir beide ins Schluchzen kamen, weil dieser Drei-Seiten-Brief so wunderschön und liebevoll war, wie er es niemals von sich erwartet hätte – aber auch für mich waren diese Herzensworte erstaunlich, empfand ich diesen Mann bisher doch als eher trocken und egoistisch. So dachte ich bis zu diesem Zeitpunkt, der mir eine neue Sichtweise schenkte.

Wenn Sie erstmals Ihr Herz über Ihre linke Hand, die ja von Herzen kommt, zu Wort kommen lassen, dann kommt meist etwas in Richtung: „schön, dass du endlich den Kontakt mit mir aufnimmst!" – unser Herz hat meist viele Jahre oder Jahrzehnte geduldig auf diesen Augenblick gewartet und ist nun hoch erfreut, dass er endlich gekommen ist.

Herzens-Briefe sind für viele, die ich zu dieser Technik angeregt habe, sehr kostbar – erst unlängst erzählte mir eine meiner Teilnehmerinnen, die zum zweiten Mal in einem meiner Seminare saß, dass sie den Brief, den ihr ihr Herz beim letzten Mal geschrieben hatte, immer wieder gern liest – vor allem dann, wenn sie gerade ein kleines Tief hat und sich Bestätigung oder einfach ein paar liebe Worte wünscht.

Unser Herz hat uns meist eine ganze Menge zu sagen. Es weiß von unserem Wert, es glaubt an uns und es ist bereit, uns dies immer und immer wieder zu versichern.

Öffnen Sie sich daher dieser wunderschönen Erfahrung; ich verspreche Ihnen, Sie werden viel, sehr viel Freude haben an dieser inneren Kommunikation!

## Korrespondenz mit uns selbst

Eine Übung, die ich praktisch in jedem meiner Seminare anbiete, ist der „Liebesbrief an mich selbst“ – den ich dann nach einigen Monaten an die Schreiber – und zugleich Adressaten – verschicke.

Und sehr oft schon bekam ich dann das sehr erfreuliche Feedback, der Brief wäre genau zum richtigen Zeitpunkt angekommen – und natürlich mit entsprechend beglückender Wirkung.

Wenn ich meine Teilnehmer dazu anrege, sich selbst diesen Brief zu schreiben, greift zuerst meist eine Spur von Peinlichkeit um sich, denn wir haben ja verlernt, uns selbst zu lieben.

Für mich ist Selbstliebe jedoch ein ganz wichtiger Faktor für ein erfülltes Leben.

Auch unsere Liebe zu anderen wird unverkrampfter fließen, wenn sie aus einer gesunden Selbstliebe erwächst, als wenn wir Liebe als Tausch-Geschäft einsetzen, um uns jene Achtung, Wertschätzung und Aufmerksamkeit zu holen, die wir uns selbst versagen, weil wir irgendwann einmal gelernt haben, dass sich das nicht gehört …

Abgesehen davon finde ich es gerechter, auch selbst zu dem bereit zu sein, was wir uns von anderen wünschen würden: wie kann ich fordern, erwarten oder auch bloß wünschen, andere sollten mich lieben, wenn ich selbst mich (noch) nicht als liebenswert erachte?

Die anfängliche Irritation an diesem Punkt beruht wohl auch auf der Tatsache, dass der letzte Liebesbrief bei den meisten schon eine Weile her ist – sowohl aktiv wie auch passiv.

Und manche haben so etwas überhaupt noch nie gemacht. In Zeiten von Internet und SMS stellt sich ohnehin für viele die Frage, wer denn heutzutage noch Briefe schreibt?

Aber wenn Sie sich diese Erfahrung einmal selbst gegönnt haben, werden Sie mir zustimmen, dass es einen großen Unterschied macht, ob ich mir selbst eine Liebes-SMS oder eine Liebes-Mail schicke (wogegen natürlich auch nichts einzuwenden ist) oder aber einen handgeschriebenen Brief – noch dazu mit der linken, von Herzen kommenden Hand – mit einer gültigen Briefmarke; und der mir dann auch noch persönlich zugestellt wird, wenn ich ihn mir vielleicht sogar noch eingeschrieben schicke ☺.

Also verwöhnen Sie sich ruhig einmal und schreiben Sie sich selbst einen Liebesbrief!

Schreiben Sie ihn so, als hätten Sie sich sehr lieb ☺ und schreiben Sie sich genau das, was Sie sich immer schon zu lesen gewünscht hätten!

Niemand außer Ihnen muss diesen Brief je lesen, aber bitten Sie eine andere Person, ihn Ihnen irgendwann zu schicken, wenn Sie schon gar nicht mehr damit rechnen!

Das hinzu kommende Überraschungsmoment steigert die Endorphine lockende Wirkung noch weiter. Und Sie werden sehen: auch wenn Sie denken, Sie wissen genau, was Sie sich darin geschrieben haben, es wird anders sein und es wird Sie berühren.

Auch die Wirkung dieser Erfahrung können Sie mir glauben oder aber selbst erleben. Und ich freue mich schon jetzt auf den hoffentlich oftmaligen Schluckauf, den ich haben werde, wenn Sie gerade Ihren Liebesbrief bekommen und dabei vielleicht kurz an mich denken ☺!

## Korrespondenz mit einem Organ

Nun kommen wir also zu jener Technik, die ich Ihnen ausführlicher in diesem Buch vorstellen möchte: dem Dialog mit einem erkrankten Organ, um die Botschaft, die hinter der Krankheit oder Funktionsstörung verborgen ist, zu hinterfragen.

Statt eines bestimmten Organs können Sie natürlich auch einen ganzen Körperteil (also etwa Ihren Kopf, Ihren Bauch, eine Hand, ein Bein) nach seinen Hinweisen befragen, oder auch direkt mit einer Krankheit (mit Ihrer Migräne, Ihrer Depression, Ihrem Krebs) kommunizieren.

Vorausschicken möchte ich, dass diese Methode natürlich NICHT ärztlichen Rat, kompetente Befundung und eine klare Diagnose, aus der eine sinnvolle Therapie resultieren kann, ersetzen kann und soll!

Das Links-Schreiben ist KEIN Ersatz für medizinische Versorgung, aber es bietet eine sehr sinnvolle Ergänzung.

Ich bin der Ansicht, dass jede Krankheit eine Botschaft für uns bereit hält, und ich meine, es ist im Sinne einer umfassenden Heilung wichtig, diese Botschaft zu erfahren, um sie umsetzen zu können.

Denn erst dann – davon bin ich überzeugt. – wird auch die medizinische Therapie auf Dauer Früchte tragen.

Ansonsten kann es immer wieder zu Rezidiven kommen oder zu dem, was wir Mediziner als Symptom-Verschiebung bezeichnen. Wenn beispielsweise die Neurodermitis halbwegs im Griff ist, dafür aber nun Asthma das betroffene Kind quält; und kaum ist das Asthma halbwegs beherrscht, taucht neuerlich die Neurodermitis auf ...

Und wenn Sie beispielsweise starke Kopfschmerzen haben, wird es wohl sinnvoll sein, zuerst ein Schmerzmittel zu nehmen, um einen klaren Kopf zu bekommen, ehe Sie sich an die Klärung der Ursache machen.

Wenn diese Kopfschmerzen jedoch extrem stark oder auch chronisch werden, wäre wohl natürlich auch ärztliche Abklärung der medizinischen Ursache geraten.

Und wenn Sie massive Bauchschmerzen haben und Ihre Bauchdecke schon ganz hart ist, und Sie vielleicht auch noch Fieber haben, dann würde ich Ihnen sicher nicht raten: schreiben Sie Ihrem Bauch einen Brief und fragen Sie ihn, was sie machen sollen.

Dann lege ich Ihnen dringend ans Herz, schleunigst in ein Krankenhaus zu fahren und sich untersuchen zu lassen, um einen eventuell akuten Blinddarm oder andere lebensgefährliche Ursachen Ihrer Symptome zu beheben.

Und wenn Sie sich – wobei auch immer – einen Knochen gebrochen haben, würde ich klarer Weise zuerst die Versorgung der Verletzung empfehlen, ehe Sie sich an die Hinterfragung machen.

Und wenn Sie aus irgend einer Körperöffnung bluten, und diese Blutung nicht aufhören möchte, dann wäre der fragende Brief wohl auch nicht die erste Wahl. Sondern dann gilt es, schleunigst jemand zu konsultieren, der Ihnen helfen kann, diesen Blutverlust zu stoppen; denn sonst könnte es sein, dass Sie die Botschaft, die Ihre linke Hand Ihnen anzubieten hat, gar nicht mehr brauchen.

Und wenn Sie sich eine Lungenentzündung eingehandelt haben und hoch fiebern, dann wäre der Brief an Ihre Lunge ebenso wenig die erste Wahl wie der briefliche Versuch, einen Waffenstillstand mit den auslösenden Bakterien zu schließen.

Und wenn Sie dieses merkwürdige Brennen hinter dem Brustbein haben, das eventuell noch in den linken Arm ausstrahlt, dann wäre wohl der erste Weg sinnvoller Weise der in eine Notaufnahme und nicht die Linke-Hand-Korrespondenz mit ihrem Herzen.

Aber wenn Ihr Schmerz in seiner medizinischen Ursache geklärt und beseitigt ist – oder zumindest so weit gedämpft, dass Sie wieder klar denken können –, wenn Ihre Verletzungen versorgt sind, wenn Ihre Blutung gestillt, Ihre Infektion antibiotisch therapiert und Ihr Infarkt notärztlich versorgt ist, dann würde ich sehr wohl einmal in mich hinein fragen, was denn dieser Malaise zugrunde liegt.

Die Somatisierung – also der körperlichen Ausdruck – ist das, was die Medizin abklären und versorgen kann, aber die Ursache liegt meist irgendwo in unseren Tiefen verborgen – und diese ans Tageslicht unseres Bewusstseins zu befördern, hilft uns unsere linke Hand.

Hier – wie überall – ist natürlich ein gesundes Augenmaß sinnvoll: ich möchte Sie nun nicht dazu aufrufen, jeden Darmwind (sei er Ihnen nun bereits entfleucht oder zwickt er sie nach wie vor, während er durch Ihre Gedärme huscht ☺) nach seiner Botschaft zu hinterfragen.

Das kann, wenn Sie unter chronischen Blähungen leiden, durchaus interessante Eröffnungen zu Tage bringen, aber wir sollten nichts übertreiben.

Wenn Sie sich jedoch im regelmäßigen brieflichen Kontakt mit Ihrem Körper und seinen verschiedenen Organen ein gutes gegenseitiges Verständnis erschrieben haben, dann reicht es auch oft schon, kurz in sich hinein zu fragen, denn dann bekommen Sie von Ihren Organen oft auch schon bereitwillig direkt – also quasi „mündlich“ – die erklärende Auskunft, wenn das Gleichgewicht in irgend einem Bereich gestört ist.

Und Sie werden sehen, diese Dialoge können durchaus vergnüglich sein – vor allem dann, wenn Sie sie wirklich spielerisch und mit einem Lächeln angehen.

Übrigens gehe ich davon aus, dass Ihnen wie mir klar ist, dass natürlich nicht tatsächlich unsere Organe mit uns kommunizieren.

Wie Sie sehen werden, können wir auch mit materiell nicht mehr vorhandenen Organen in dieser Art und Weise kommunizieren.

Aber während wir uns jeweils in ein Organ oder einen Teil unseres Körpers hinein versetzen und dieses oder diesen über unsere nicht-dominante Hand mit uns in einen solchen fiktiven Dialog treten lassen, zapfen wir eine Innere Weisheit an, die einfach mehr weiß als unser bewusstes Denken, die tiefer und weiter blicken kann und auf diese Weise weit mehr Informationen zugänglich hat als wir selbst.

Aber letztlich wird es gleichgültig sein, woher die Informationen, die durch unsere linke Hand fließen, kommen – wenn sie uns helfen, gesünder, glücklicher und damit zufriedener zu werden, dann seien sie uns willkommen, oder?

Und wie heißt es so schön? „Wissen kann man erwerben, Erfahrungen muss man machen!"

Also gönnen Sie sich die Erfahrung einer solchen Bewusstseins-Erweiterung, denn genau darum geht es letztlich!

# Vorbereitende Techniken zur verbesserten Hirn-Integration

Wie ich bereits erwähnt habe, sind unsere beiden Gehirnhälften meist nicht besonders gut miteinander verbunden – sie sind es organisch sehr wohl, denn es gibt einen wichtigen verbindenden Teil: das Corpus Callosum, den Balken.

Aber in ihrer Funktion ist diese Integration meist nur eher rudimentär gegeben.

Unsere linke Hand erlaubt es uns, Zugang zu bisher verborgenem Wissen zu finden, das meist irgendwo in den Hirnwindungen der rechten Gehirnhälfte schlummert.

Aber auch dazu wird es hilfreich sein, die Integration der beiden Gehirnhälften generell zu fördern, denn es geht ja unter anderem auch darum, das zutage beförderte Wissen, die Einsichten, die ja oft in symbolischer Form kommen, dann auch alltagstauglich umzusetzen – und dazu braucht es wieder die linke Gehirnhälfte.

Erinnern Sie sich an das Laufen mit den beiden Beinen oder eben nur einem – mit beiden tun wir uns einfach leichter!

Und für diese Links-rechts-Integration gibt es einige Techniken, die ich Ihnen hier vorstellen möchte, und die ich Ihnen als eine Art einstimmender Vorbereitung für Ihr Links-Schreiben ans Herz legen möchte!

## Stirn-Hinterkopf-Halten

Eine der wesentlichsten Veränderungen im Körper, die aus der Vorbereitung auf Kampf oder Flucht unter Wirkung von Stress resultieren, besteht darin, dass Blut der Großhirn-Rinde und hier vor allem dem Stirnhirn entzogen und selektiv dem Selbsterhaltungs- oder Überlebens-Zentrum zugeführt wird.

Dieses hat seinen Sitz im phylogenetisch alten Stammhirn, das wir mit unseren Vorfahren den Höhlenmenschen, aber auch den heute noch lebenden Reptilien (daher nennen es viele auch Reptilien-Gehirn) gemeinsam haben.

Dadurch übernimmt dieser Gehirnteil die Führung, und wir haben keine andere Wahl, als die konditionierten Reaktionen aus unserer Vergangenheit zu wiederholen, um Angst, Schmerz oder Angst vor Schmerz zu vermeiden.

An den Stirnbein-Höckern (zwischen Augenbrauen und Haaransatz in der Linie der Pupillen) liegen so genannte neurovaskuläre Kontakt-Punkte. Deren Berührung – mit den zusammengelegten Spitzen der drei mittleren Finger oder noch wirksamer mit der ganzen Handfläche! – führt zu einer Veränderung der Gehirn-Durchblutung.

Die Energie der auf diesen Punkten liegenden Hände – besonders dann, wenn wir auch noch unsere Aufmerksamkeit dorthin lenken! – ist stark genug, um über eine Erweiterung der Blutgefäße die Durchblutung im Stirnhirn zu verbessern.

Dadurch wird die Kampf- oder Flucht-Reaktion aufgehoben und das automatische „Abspulen“ der klassischen biochemischen Stress-Reaktion (Desintegration des Gehirns, Ausschüttung von Stress-Hormonen, Unterdrückung von Verdauung, der Sexualfunktionen sowie des Immunsystems ...) gestoppt.

Die Miteinbeziehung wichtiger Zentren im Vorderhirn und generell in der Gehirnrinde erlaubt uns neue Einsichten und kreative Entscheidungen im Lichte dessen, was wir schon wissen, aber sie schenkt uns darüber hinaus über die Anregung unserer Kreativität auch neue Einsichten.

Wie etwas oben bereits erwähnt lässt sich heute mit Hilfe der PET (Positronen-Emissions-Tomographie – ein neues bildgebendes Verfahren, mit dem die Zellaktivität festgestellt werden kann) eindeutig nachweisen, dass „Vorgestelltes" ebenso real ist für unser Gehirn wie „tatsächlich Erlebtes".

Das können Sie selbst leicht nachvollziehen, wenn Sie sich vorstellen, dass sie an einer saftigen Zitrone lutschen – wenn Sie sich diesen Genuss wirklich vergegenwärtigen, dann können Sie gar nicht anders, als einen verstärkten Speichelfluss zu produzieren.

Für das Hirn ist auch der bloß vorgestellte Genuss einer Zitrone das Signal, das Saure, was in den Organismus kommt, mittels vermehrten Speichels zu verdünnen, weil die Speiseröhre Säure nicht verträgt.

Das ist also ein sinnvoller Schutzreflex, der allerdings ad absurdum geführt wird, wenn es nur um vorgestellte Säure geht.

Ein ähnliches Phänomen haben alle schon erlebt, die hungrig einkaufen gehen: da kaufen wir viel mehr ein als im gesättigten Zustand, weil angesichts der vielen Appetit anregenden Speisen unsere Verdauungssäfte ins Fließen kommen und so unser Hungergefühl verstärken.

So können wir die Ergiebigkeit unseres Links-Schreibens noch weiter steigern, indem wir uns – während wir uns Stirn und Hinterkopf (dem Sitz primärer visueller Zentren für Gesehenes wie auch für Vorgestelltes) halten – vorstellen, wie längst vergrabene Informationen und Einsichten aus unserem Unterbewusstsein hoch steigen und uns über unsere linke Hand zugänglich werden.

Durch diese Vorstellung bahnen wir quasi die erwünschte Erfahrung.

Da diese Technik auch geeignet ist, Zukünftiges zu entstressen, ist sie im Zusammenhang mit dem Links-Schreiben vor allem dann geeignet, wenn Sie sich selbst mit allzu großer Erwartungshaltung bremsen, während Sie diese Methode eben erst kennen lernen, oder auch wenn Ihnen die Antworten, die Sie suchen, besonders wichtig sind.

Ich habe immer wieder die Erfahrung gemacht, dass es oft gerade die sind, die sich mit großer Begeisterung in diese Technik stürzen, die anfangs nicht ganz so erfolgreich sind damit wie jene, die es höchst skeptisch – und daher eher lässig – angehen.

Daher empfehle ich generell (aber vor allem zu Beginn) einen eher spielerischen Zugang dazu: setzen Sie möglichst keinen Druck dahinter, sondern lassen Sie das, was kommen möchte, einfach fließen – spielen Sie Links-Schreiben eher, als es als todernste Technik zu sehen und sich Ihre Botschaften „hart und im Schweiße Ihres Angesichtes erarbeiten" zu wollen.

Während Sie sich Stirn und Hinterkopf halten, können Sie sich auch bildlich vorstellen, wie die Gefäße in Ihrer Gehirnrinde – und hier vor allem im Stirnhirn – weit werden und viel sauerstoffreiches und zuckergesättigtes Blut zu Ihren oft in einer Art Winterschlaf ruhenden „kleinen grauen Zellen" gelangt und diese aus ihrem Dornröschenschlaf weckt.

*Stirn-Hinterkopf-Halten*

*Ich lege eine Hand auf meine Stirn und die andere an mein Hinterhaupt, achte darauf, eine möglichst aufrechte Haltung einzunehmen, atme tief, ruhig und regelmäßig – während ich beim Einatmen die Zungenspitze an den vorderen Gaumen lege und beim Ausatmen wieder sinken lasse (um den Energiekreis zu schließen) – und ich lächle.*

*Es kann sein, dass ich den Eindruck habe, „es würde mir ein Licht aufgehen". Das ist ein sehr gutes Signal, das mir zeigt, dass mein Stirnhirn „eingeschaltet" – also aktiv – ist; und damit wird automatisch auch m eine gesamte Gehirnrinde in beiden Hemisphären aktiviert.*

## Wechsel-Atmung

Unser Haupt-Atemstrom wechselt normaler Weise (oder besser gesagt: idealer Weise) regelmäßig etwa alle zwei Stunden von einem Nasenloch zum anderen.

Das können Sie (wenn Sie nicht gerade an einem Schnupfen oder einer Allergie leiden und daher eine verstopfte Nase haben) leicht überprüfen, indem sie abwechselnd ihre Nasenlöcher zu halten und nur durch das jeweils andere atmen: eines wird immer leichter gängig sein.

Dieser Atem-Zyklus ist verbunden mit dem Wechsel der Hemisphären-Dominanz im Gehirn:

=> Atmen durch das rechte Nasenloch und damit Dominanz der linken Gehirn-Hälfte geht einher mit Phasen verstärkter Aktivität, Wachheit und nach außen gewandter Aufmerksamkeit.

=> Atmen durch das linke Nasenloch und damit Dominanz der rechten Gehirn-Hälfte entspricht ruhigeren, in sich gekehrten, besinnlichen Phasen.

Unter Stress geht dieser ausgleichende Wechsel des Atemstroms verloren und damit zugleich die so wichtige Integration von linker und rechter Gehirnhälfte.

Nun ist zumeist nur mehr die dominante Gehirnhälfte aktiv und die nicht dominante ist ausgeschaltet, somit stehen uns ihre Funktionen und Fähigkeiten nicht mehr zur Verfügung.

Wenn wir bei der Lösung eines Problems oder der Klärung einer Frage in einer Gehirnhälfte „fest hängen“ (und meist ist das die dominante, weil wir praktisch die meiste Zeit unter Stress stehen), können wir diese Blockade durch die Wechsel-Atmung auflösen und damit nicht nur unsere Stimmung verbessern, sondern auch Lösungen finden, wo wir zuvor „angestanden“ sind.

Die Wechsel-Atmung balanciert Gehirn und Körper, was uns einerseits hilft zu entspannen, uns andererseits klareres, kreativeres Denken erlaubt.

Übrigens wirkt diese aus der Yoga-Tradition stammende Atemübung durch ihre ausgleichende Wirkung auf die wichtigen Drüsen im Bereich des Gehirns auch abwehrstärkend – täglich morgens und abends möglichst vor offenem Fenster einige Minuten als Ritual zelebriert wird sie Sie gegen so manches Virus und so manches Bakterium gefeit machen.

Und abgesehen von ihrer Gehirnhälften integrierenden Wirkung macht sie Sie subjektiv frisch und wach.

*Wechsel-Atmung*

- *Ich halte mein rechtes Nasenloch zu und atme durch das linke ein (lege dabei die Zunge an den Gaumen),*
- *halte dann das linke Nasenloch zu und atme durch das rechte aus (während ich meine Zunge wieder senke),*
- *bleibe nun beim rechten Nasenloch und atme wieder durch dieses ein (mit der Zungenspitze am Gaumen),*
- *um dann neuerlich dieses zuzuhalten und durch das linke auszuatmen (mit gesenkter Zunge),*
- *und so fort…*

*Der Wechsel der Nasenlöcher erfolgt also jeweils zwischen der Ein- und der Ausatmung. Aus- und Einatmung erfolgen dann jeweils durch dasselbe Nasenloch.*

## Kreuz-Gehen

Jede Gehirnhälfte steuert wie bereits erwähnt die gegenüber liegende Körperseite. Indem wir ein Bein und den gegenüber liegenden Arm gleichzeitig bewegen, aktivieren wir gleichzeitig beide Gehirnhälften und bringen so die Kommunikation zwischen unseren beiden Hemisphären in Fluss.

Diese Übung wirkt, indem sie das Gehirn auffordert, zwischen integriertem (beidseitigem) und parallelem (einseitigem) Arbeiten zu wechseln und ist daher besonders für jene Menschen angezeigt, denen es schwer fällt, gleichzeitig zu denken und etwas zu tun; für jene, die Buchstaben oder Ziffern verwechseln (und oft fälschlicher Weise als Legastheniker eingestuft werden!); und für solche, die gern das Atmen vergessen, wenn sie etwas sehr konzentriert tun.

<u>Kreuz-Gehen</u>

- *Wir gehen ruhig atmend auf der Stelle – zuerst acht Schritte mit gegenseitigen Arm-Bewegungen (dies aktiviert beide Gehirnhälften zugleich) und berühren jeweils mit der nach vorne schwingenden Hand das nach vorne schwingende Knie der anderen Körperseite,*
- *dann wechseln wir zu einseitigem Gehen auf der Stelle – wieder acht Schritte –, dabei bewegen sich Arm und Bein der gleichen Körperseite gleichzeitig nach vorne, wie bei einem Hampelmann; und wir berühren jeweils mit der nach vorne schwingenden Hand das nach vorne schwingende gleichseitige Knie (dies aktiviert abwechselnd jeweils nur eine – die gegenüber liegende – Gehirnhälfte).*

Während dieser Übung können wir an eine stressige Situation denken und uns mit positiven Zusicherungen programmieren.

Auch beim Auswendig-Lernen hilft das Überkreuz-Gehen, um den meist zweidimensionalen Lernstoff in unserem dreidimensionalen Körper zu verankern.

Oder aber wir stimmen uns gedanklich auf unser Links-Schreiben ein, das wir damit quasi „bahnen“, indem wir uns in das kranke oder funktionsgestörte Organ hinein versetzen und uns vorstellen, dass es uns bereitwillig antwortet.

Wenn wir nicht die Möglichkeit haben, die Kreuz-Bewegungen zu machen, oder auch wenn wir im Augenblick keine Lust dazu haben, dann können wir auch sitzend unsere beiden Gehirnhälften integrieren – dazu eignet sich das Doppelkreuz:

## <u>Doppel-Kreuzung – „Hook ups“</u>

Diese Übung aus dem Repertoire der Kinesiologie balanciert alle Meridiane (Energie-Leitbahnen im Körper) und unterstützt den elektromagnetischen Energie-Fluss durch den ganzen Körper, wobei die Körper-Polarität den Energie-Strom in die richtige Richtung lenkt.

Teil eins verbindet die Energie-Kreisläufe im Körper und stimuliert das Fließen blockierter Energien. Das Berühren der Fingerspitzen im zweiten Teil balanciert und verbindet die beiden Gehirnhälften.

Diese Technik stärkt darüber hinaus das körpereigene elektro-magnetische Feld, das durch bestimmte Umgebungs-Faktoren besonders herausgefordert wird, wie etwa durch Computer, Fernseher oder Klimaanlagen.

Und sie steigert Vitalität, Selbst-Wahrnehmung und Abgrenzungs-Fähigkeit.

Mit etwas Übung können wir übrigens den Energie-Strom in unseren Extremitäten wahrnehmen.

Wenn wir diese Technik als Einstimmung auf unser Links-Schreiben nützen wollen, versetzen wir uns – wie oben beim Kreuz-Gehen beschrieben – in das Organ, mit dem wir die Kommunikation aufnehmen möchten, hinein und erwarten zuversichtlich eine hilfreiche Antwort.

*<u>Doppel-Kreuzung – „Hook ups“</u>*

- *Ich sitze auf einem Stuhl und lege bei ausgestreckten Beinen meinen rechten Fußknöchel über den linken,*
- *strecke beide Arme nach vorne und lege das rechte Handgelenk über das linke, drehe die beiden Handflächen einander zu und verschränke die Finger ineinander. Danach drehe ich die verschränkten Hände*

*nach unten in Richtung meiner Brust und in Körpernähe dann wieder nach oben, bis unter mein Kinn.*

- *Dabei lehne ich mich entspannt an, schließe die Augen und lächle.*
- *Ich atme tief und regelmäßig, während ich die Zunge beim Einatmen an den vorderen Gaumen lege und sie beim Ausatmen wieder senke.*
- *Nach einigen Minuten setze ich mich aufrecht, stelle meine beiden Füße etwa hüftbreit parallel nebeneinander auf den Boden, lege die Fingerspitzen beider Hände vor der Brust leicht aneinander und atme eine Weile tief und entspannt weiter, während ich einige Minuten lang beim Einatmen die Zunge sanft gegen den Gaumen drücke und beim Ausatmen wieder senke.*
- *Nach diesem ersten Durchgang wiederhole ich die ganze Übung mit umgekehrter Fuß- und Hand-Stellung: also kommt mein linker Fußknöcheln über den rechten und mein linker Arm über dem rechten zu liegen.*
- *Wenn ich mir nicht so viel Zeit für diese Einstimmung nehmen möchte, kann ich sie auch abkürzen, indem ich im 1. Teil entweder das rechte Bein über das linke und den linken Arm über den rechten lege – oder umgekehrt. Dann reicht ein Durchgang.*

## Ohr-Akupressur – „Denkmütze“

Die folgende Übung können Sie ebenso im Sitzen durchführen – und auch sie ist eine gute Einstimmung auf das Organ, das ich nach seiner Botschaft befragen möchte: beim Links-Schreiben geht es ja letztlich um „Zuhören“.

Und wenn der Kleine Prinz in Antoine de Saint Exupérys gleichnamigen Buch meint: „Man sieht nur mit dem Herzen gut!“, so möchte ich dem an dieser Stelle hinzufügen: „man hört auch nur mit dem Herzen gut!“

Auch diese Technik wird von Kinesiologen gerne angeboten. Sie verbessert die akustische Aufnahmefähigkeit, indem sie uns hilft, uns ablenkende Geräusche auszublenden und uns auf Klänge und Laute von Bedeutung zu fokussieren.

Weiterhin stärkt sie das Kurzzeit-Gedächtnis und die Fähigkeiten des abstrakten Denkens, balanciert die beiden Gehirnhälften und verbessert Konzentration und Aufnahmefähigkeit.

Darüber hinaus stimuliert sie durch die Massage der zahllosen Akupunktur-Punkte (Energie-Punkte) in dieser Region, die mit wichtigen Körper-Funktionen zusammen hängen (siehe die in Frankreich entwickelte Ohr-Akupunktur!), den ganzen Organismus und regt Atmung und Stoffwechsel an.

*Ohr-Akupressur – „Denkmütze“*

- *Wir nehmen die Ränder unserer beiden Ohrmuscheln zwischen Daumen (hinten) und Zeigefinger (vorne)*
- *Und entrollen sie mit leichtem Zug nach außen. Dabei massieren wir zart unsere Ohrmuschel-Ränder – von oben beginnend und in halten Zentimetern hinunter wandernd bis zu den Ohrläppchen, die wir sanft nach unten ziehen.*

- *Dies wiederholen wir so lang (etwa 10 bis 20 Mal), bis die Ohren angenehm warm werden und sich wohlig prickelnd anfühlen. Als Maß dient der Zug, den wir anwenden würden, um eine nahestehende Person liebevoll mit diesem Energie-Ausgleich zu verwöhnen.*
- *Dabei atmen wir ruhig und regelmäßig, legen beim Einatmen die Zunge an den vorderen Gaumen und lösen sie beim Ausatmen wieder.*

## Links-Schreiben und Körper-Chemie

Die Technik des Links-Schreibens wird umso besser funktionieren, je entspannter Sie sind – sprich je weniger Stress-Hormone (Adrenalin, Kortisol ...) und je mehr Glücks-Hormone (Endorphine) durch Ihren Körper kreisen – je „glücklicher" also Ihre Körper-Chemie ist

Daher würde ich Ihnen empfehlen, sich – wie auch immer – „in die Endorphine zu bringen", ehe Sie sich ans Schreiben machen.

Damit gewinnen Sie rascher und reibungsfreier wichtige Einsichten und ersparen sich darüber hinaus demotivierende Frustration, die entstehen kann, wenn diese Methode bei Ihnen nicht gleich angeht, weil Stress-Hormone Ihren Zugang zu ihrer rechten Gehirnhälfte blockieren.

Wie Sie sich „in die Endorphine" bringen, ist letztlich irrelevant: Sie können genüsslich in glücklichen Erinnerungen schwelgen oder aber für irgendetwas dankbar sein ...

Sie können sich auf etwas freuen, was vor Ihnen liegt, oder an eine Person denken, die Sie lieben ... Sie können etwas oder jemand bewundern oder Ihrer Begeisterung Raum gewähren ... Sie können auf irgendetwas stolz sein oder Fürsorge empfinden – jede positive Emotion lässt Sie Glückshormone ausschütten.

Aber neben aller Freude, Liebe und Glückseligkeit ist auch unser Lachen ein ungemein wirksamer Endorphin-Ausschütter (Lieferant von Glücks-Hormonen).

Seit noch gar nicht allzu langer Zeit wird die umfassende Wirkung unseres Lachens auf all unsere Körper-Funktionen, aber auch auf die Leistungen unseres Gehirns durch die Gelotologie (die Wissenschaft von den Auswirkungen des Lachens) naturwissenschaftlich erforscht – näheres zu den faszinierenden neuen Erkenntnissen dieser noch sehr jungen medizinischen Disziplin entnehmen Sie bitte dem Internet oder entsprechenden Büchern.

Im Rahmen dieses Buches möchte ich Ihnen jedoch eine Übung ans Herz legen, die Sie wunderbar auf Ihr Links-Schreiben vorbereitet – und die abgesehen davon für Ihren ganzen Körper heilsam wirkt.

<u>Lächel-Reise durch den Körper</u>

- *Ich sitze ruhig und entspannt, aber dennoch aufrecht, atme tief und regelmäßig – und atme dabei auf das leichte Heben und Senken meiner Bauchdecke.*
- *Ich erinnere mich an irgendetwas, das mir ein Lächeln schenken kann: etwas, das ich amüsant und erheiternd finde, was auch immer es sei – eine lustige Situation, ein Witz, ein komisches Bild …*
- *Und ich erlaube meinem Lächeln, sich zu entfalten: dabei achte ich zuerst auf meine Augenpartie und spüre, wie zu allererst meine Augen zu lächeln beginnen …*
- *Ich verfolge mein Lächeln, wie es sich über mein ganzes Gesicht ausbreitet und nach und nach meine Wangen, meine Nasenpartie und auch meinen Mund mit einbezieht …*
- *Aber ich höre hier nicht auf, sondern lasse mein Lächeln sich weiter ausbreiten … ich spüre, wie mein Lächeln auch meinen Kopf in Besitz nimmt … ja, auch meine Kopfhaut kann lächeln, mein „Skalp“ … dann erfüllt mein Lächeln auch meinen Hals … meine Brust … dort kann ich spüren, wie mein Herz lächelt … und meine Lungen … und weiter geht es durch das Zwerchfell in den Bauchraum … ich spüre meinen Magen lächeln – etwas säuerlich vielleicht … dann lächelt auch mein Darm … erst der Dünndarm und nach und nach*

*auch mein Dickdarm ... bis ans andere Ende ... auch meine Leber unter meinem rechten Rippenbogen lächelt ... ebenso meine Milz unter meinem linken Rippenbogen ... und natürlich auch meine Nieren im Lendenbereich können lächeln, warum nicht? Vielleicht lächeln sie einander zu ... nun lächeln auch meine Geschlechtsorgane – die inneren und die äußeren ...*

- *All das nehme ich bewusst wahr, erfreue mich daran und genieße die heilsam entspannende Wirkung! Und dies vertieft mein Lächeln noch weiter ... vielleicht kann ich sogar meine Muskeln lächeln fühlen ... und meine Sinnesorgane ... meine Drüsen ... und natürlich mein Gehirn ... vielleicht lächeln hier meine beiden Gehirnhälften einander zu ...*
- *Was auch immer ich bei dieser Lächel-Reise in meinem Körper finde, ich lasse es lächeln und gebe mich dem damit verbundenen Wohlgefühl ganz und gar hin.*
- *Und ich erinnere mich: im Lächeln schütte ich Endorphine aus, die meinem Stress entgegen wirken, weil sie helfen, meine Stress-Hormone rascher abzubauen und Glücks-Hormone zu produzieren ...*
- *So genieße ich in vollen Zügen den wohltuenden Effekt meiner eigenen Glücks-Hormone, den ich mit einiger Übung deutlich wahrnehmen kann ... als Schauer, der durch meinen Körper läuft ... als Wärme ... als Weichheit ... als Prickeln oder Vibrieren ... als Feuchtigkeit meiner Augen ...*
- *Und ich erlaube mir ganz einfach, glücklich zu sein ... und bleibe so lange in diesem heilsamen Glücks-Gefühl, wie es mir Freude macht und angenehm ist!*

Die Lächel-Reise durch Ihren Körper ist vor allem dann eine sehr wirksame Einstimmung auf Ihr Links-Schreiben, wenn Sie abgesehen von allen anderen Organen vor allem jenem Organ Ihr Lächeln schenken, das sie danach um seine Botschaft bitten möchten.

Wir alle wissen, dass wir lieber eine Bitte erfüllen oder eine Frage beantworten, wenn sie freundlich lächelnd an uns heran getragen wird – und ebenso wird auch unser „Sorgen-Organ" umso bereitwilliger Auskunft gewähren, je freundlicher wir ihm entgegen kommen.

Wenn Sie den Teil Ihres Körpers, der Ihnen weh tut oder auf andere Art und Weise unangenehm ist, beschimpfen und sich darüber ärgern, werden Sie Blockaden erzeugen, die sich nicht gerade förderlich auf den Heilungsprozess auswirken dürften.

Und auf die Einsicht in die Botschaft schon gar nicht.

Daher scheint mir der recht kriegerische Umgang mit Krebs, den manche Krebs-Spezialisten empfehlen, nicht gerade sinnvoll zu sein.

Wäre ich ein solches Gewächs, würde ich wohl eher auf einen konzilianten und respektvollen Umgang mit mir positiv und gegebenen Falls mit Rückzug reagieren, als wenn mir eine „Armee" von kriegsbereiten weißen Blutkörperchen an den Hals gehetzt wird – aber das muss wohl jeder für sich selbst entscheiden.

Mein Zugang zu und mein Umgang mit jeglichem Gegenüber ist immer ein so freundlich wie möglicher, weil ich die Erfahrung gemacht habe, dass das Sprichwort „wie man in den Wald hinein ruft, so tönt es zurück" durchaus seine Berechtigung hat! Wiewohl mir schon klar ist, dass der freundliche Umgang mit etwas nicht gerade Erwünschtem, ja sogar Beängstigendem weil Gefährlichem natürlich oft leichter gesagt als getan ist. Dennoch: mit Krieg schafft man meinem Gefühl nach keinen Frieden.

Die Lächel-Reise durch den Körper fördert einen freundlichen Umgang mit einem Sorgen bereitenden Organ und ist daher eine meiner Lieblingsmethoden.

Allerdings braucht sie doch etwas Zeit, auch wenn wir sie mit einiger Übung recht rasch durchführen können.

Gegebenen Falls können Sie sich ja nur auf Ihr erkranktes Organ fokussieren und Ihr Lächeln bloß dorthin schicken, ehe Sie es brieflich um Aufklärung ersuchen – das dauert wirklich nur wenige Augenblicke.

# Körper-Briefe

Körper-Briefe sind eine wunderschöne Möglichkeit, die Botschaft hinter Krankheiten, Funktionsstörungen oder auch bloß kleineren Unpässlichkeiten zu hinterfragen.

Gustav Meyrinck schreibt in seinem Buch „Golem“:

*„Das ganze Leben ist nichts anderes als formgewordene Fragen, die den Keim der Antwort in sich tragen – und Antworten, die schwanger gehen mit Fragen. Wer irgendetwas anderes darin sieht, ist ein Narr.“*

So wird auch oft aus einer kleinen Frage eine über längere Zeit hin wirksame – und oft durchaus vergnügliche – Korrespondenz zwischen unserem bewussten Ich und unserer inneren Weisheit, die sich quasi durch unsere erkrankten Organe ausdrückt, wenn wir sie konsultieren.

In diesem Kapitel stelle ich Ihnen einige Beispiele solcher zweihändigen brieflichen Dialoge – also Frage-Antwort-Spiele – mit kranken Organen, Körperteilen oder auch mit Krankheiten direkt vor.

Die Schreiber bleiben natürlich anonym, daher sind hier angegebene Vornamen fiktiv, aber es scheint mir so angenehmer zu lesen, als bloß mit Initialen.

Wenn Sie selbst diese Methode anwenden, dann werden bei Ihnen bei den verschiedenen Organen möglicher Weise andere Botschaften heraus kommen. Dennoch gibt es gewisse archetypische Reaktionen, die in den entsprechenden Volksmund-Weisheiten auch angesprochen werden:

„es liegt mir etwas im Magen“,

„ich habe die Nase voll“,

„ich habe Schiss“,

„ich kann das schon nicht mehr hören“,

„ich gehe schon am Zahnfleisch",

„du raubst mir die Luft zum Atmen",

„mir bricht das Herz",

„das schnürt mir die Kehle zu",

„ich möchte aus der Haut fahren",

„es stellen sich mir die Haare auf",

„es ist mir etwas über die Leber gelaufen",

„das geht mir an dir Nieren",

„jemandem etwas husten",

„Gift und Galle spucken",

„ich ärgere mich grün und blau",

„mir platzt der Schädel",

„ich kann dich nicht mehr riechen",

„auf jemanden heiß sein" ...

Daher ist ein guter erster Schritt – nach der medizinischen Abklärung und Sanierung! –, sich erst einmal zu fragen, wie ich die Krankheit oder Funktionsstörung, die mir gerade Sorgen bereitet, und der ich auf den Grund gehen möchte, am besten bildlich beschreiben könnte. Auch diese Frage kann ich meiner linken Hand stellen.

Eine weitere sinnvolle Frage ist:

*Woran hindert mich diese Krankheit?*

*Und wozu zwingt sie mich?*

Dass uns eine Krankheit zur Ruhe bewegen möchte, zum Innehalten, zu einer Pause und zum Abstandnehmen, ist eigentlich logisch und gilt praktisch generell. Aber oft kommt noch etwas Spezifisches zu diesem bloßen „Stop!" hinzu.

So wird eine schwere Entzündung des Magens uns dazu zwingen, eher breiige, leicht verdauliche Nahrung zu uns zu nehmen, weil ein kranker Magen weder Rohkost noch Vollkornnahrung verträgt.

Und auch darin liegt eine gewisse Botschaft: „ich ertrage nichts Schwer-Verdauliches mehr“ – und das gilt auch im übertragenen Sinn für die täglichen Herausforderungen und Konflikte.

Aber auch bis zu einem gewissen Grad „ich sehne mich nach Geborgenheit“, so wie sie Kindern (die auch mit Breinahrung gefüttert werden) gegeben wird.

So wird uns eine akute Blasenentzündung ebenso wie eine Durchfall-Erkrankung dazu zwingen, uns in der Reichweite eine Toilette aufzuhalten – weil wir das, was wir viel zu lange zurück gehalten haben, nicht mehr halten können und – ob wir wollen oder nicht – loslassen müssen.

So wird uns eine ansteckende Infektions-Erkrankung quasi aus dem Verkehr ziehen – ob jetzt in bewusst verordneter Quarantäne oder nicht –, weil wir mit dem entsprechenden Verantwortungs-Bewusstsein das, womit wir in uns selbst nicht fertig werden, nicht auch noch an andere weitergeben wollen.

So wird uns eine Sportverletzung nicht nur daran hindern, diesen Sport weiter auszuüben, sondern möglicherweise auch daran, unserem Beruf nachzugehen. Und so wird mich Asthma in die Berge treiben, wo ich besser Luft bekomme, wo die Luft noch rein ist.

So wird die vor allem in der Pubertät so sehr belastende Akne die Betroffenen meist genau daran hindern, was sie sich so sehr wünschen: Nähe zum anderen Geschlecht, Zärtlichkeit, Sexualität. So erspart so mancher – warum auch immer – sex-unwilligen Ehefrau ihre Migräne das, was sie nicht direkt zu verweigern wagt.

Und es gibt noch viele spezifische Krankheitsfolgen, die für die Klärung der Botschaft hinter der entsprechenden Malaise auch interessante Einblicke gewähren, und die zu hinterfragen daher hilfreich sein könnte.

Erlauben Sie mir, an dieser Stelle zu betonen, dass wir all das, was ich hier für Sie zusammen getragen habe an Informationen – aber auch all das, was Sie selbst an Einsichten über Ihre linke Hand zutage befördern – niemals werten sollten.

Bewertungen – vor allem negative, kritische, verurteilende – machen Stress, und Stress ist wohl die schlechteste Voraussetzung, um aus unseren Erfahrungen zu lernen.

Ein sinnvollerer Zugang zu all dem, was uns auf unserer gemeinsamen Entdeckungsreise klar werden wird, scheint mir der (auch im Zen empfohlene) milde lächelnde Beobachter-Status zu sein.

Wenn wir es schaffen, gerade im Krankheitsfall etwas aus uns selbst heraus zu steigen und uns aus etwas Distanz selbst zuzusehen, dann sehen wir meist klarer – ähnlich wie wir ja in der Beobachtung anderer oft um vieles klüger sind.

Wie heißt es so schön:

*„Wir sehen meist den Splitter im Auge des anderen besser als den Pfahl im eigenen Auge.“*

So wird die Kommunikation mit unseren Organen mehr Früchte tragen, wenn wir sie aus einer unverkrampften Distanz führen.

Und dies gelingt uns sicher leichter, wenn wir uns deshalb nicht Vorwürfe machen oder uns schuldig fühlen, sondern mit uns selbst ebenso nachsichtig umgehen wie beispielsweise mit einem geliebten Kind.

## Brieffreundschaft mit meiner Blase

Ein sehr eindrückliches Beispiel der Wirksamkeit dieser Methode liefert mir eine Klientin, die zu mir kommt, weil sie seit Jahren an chronischen Blasenentzündungen leidet. Symptomen, die trotz aller möglichen Therapien nicht in den Griff zu bekommen sind.

Zu Zeiten nimmt sie Antibiotika fast schon wie Nahrungs-Ergänzungsmittel ein, aber dennoch scheint ihre Blase einfach nicht anzusprechen: wiewohl sie wegen möglicher Resistenz immer wieder die Substanz wechselt, sieht es stark nach einer fatalen Therapie-Resistenz aus.

Nachdem sie mir die näheren Umstände schildert, erzähle ich ihr von der Methode des Links-Schreibens und empfehle ihr, einmal zu versuchen, Kontakt mit ihrer Blase aufzunehmen.

Ich rate ihr, mit ihrer rechten Hand einen trotz ihrer – mittlerweile durchaus verständlichen – Ungehaltenheit möglichst freundlichen Brief an ihre Blase zu schreiben: mit der Bitte um Erklärung, warum sie so ganz und gar nicht bereit ist, auf all die Therapieversuche zu reagieren.

Dann solle sie das Schreibgerät in die linke Hand nehmen und ihre Blase schreiben lassen …

Diese Frau ist schon derart zermürbt von ihrem langjährigen Leiden, dass sie wahrscheinlich so ziemlich alles versuchen würde, was ihr irgendeine Hilfe verspricht.

So geht sie auf diesen Vorschlag ein, wiewohl er ihr doch etwas merkwürdig vorkommt.

Bei unserem nächsten Termin kommt sie strahlend hier an und meint lachend: „ich habe jetzt eine Brieffreundschaft mit meiner Blase begonnen!“ – ich freue mich unheimlich mit ihr, denn ich habe den Eindruck, dass sie damit tatsächlich einen wichtigen Schritt in Richtung Gesundung geschafft hat.

Und genau das bestätigt sich dann letztlich. Binnen weniger Wochen hat sich ihre Blase soweit beruhigt, dass sie wieder ein normales Leben führen kann – vor allem auch ihre Sexualität kann sie nun wieder unbelastet und mit Genuss leben, was ihr eine ganz neue Lebensqualität schenkt, die sie – wie ich ihr unschwer ansehen kann –sehr glücklich macht.

*Meine liebe Blase!*

*Seit Monaten, ja sogar Jahren schon quälst du mich mit Schmerzen und ständigem Harndrang und bist offenbar nicht bereit, auf irgendwelche Therapien anzusprechen – langsam mache ich mir schon Sorgen und es gibt Momente, in denen ich schon richtig verzweifelt bin. Vielleicht willst du mir damit ja wirklich irgendetwas vermitteln ... daher bitte ich dich auf diesem Wege, mir zu sagen, was du mir mit all den lästigen Symptomen mitteilen möchtest!*

*Deine Sabine*

Prompt kommt die Antwort:

*Meine liebe Sabine!*

*Schön, dass du mir endlich, endlich zuhörst! Ebenso verzweifelt wie du bist, bin ich langsam auch! Seit Jahren schon versuche ich dir zu vermitteln, wie wichtig es wäre, einmal so richtig zu WEINEN!!!*

*Da sind so viele Tränen, so viele ungeweinte Tränen – warum weinst du sie nicht endlich? Du schämst dich? Du meinst, in deinem Alter weint man nicht mehr? Wer sagt das? Nur weil deine Mutter nie geweint hat? Schau an, wie verhärtet sie war und wie verbittert und wie eiskalt – willst du genauso werden?*

*Lass uns weinen und so endlich Erleichterung finden!*

*Dann brauche ich nicht mehr für dich zu weinen – denn merkst du nicht, dass der ständige Harndrang für den Wunsch steht, Wasser zu lassen – und zwar nicht nur in Form von Harn?*

*Und ist dir nicht längst aufgefallen, wie erleichternd, ja erlösend es ist, diesem Druck nachzugeben, und es fließen zu lassen?*

*Und wenn wir schon beim Loslassen sind:*

*Wie wäre es, wenn wir mit den Tränen zugleich auch all das Alte, was wir nicht mehr brauchen, loslassen? All der Ballast setzt dich so sehr unter Druck – letztlich so wie ich, nicht wahr? Wie würde dir das gefallen? Es gibt so vieles, woran du festhältst, was wirklich nicht mehr wichtig ist – all das ist nur mehr toter Ballast! Lass es uns loslassen, ja?*

*Du fragst dich, was ich meine? Ist das dein Ernst?*

*Überleg doch einfach, was wir alles nicht mehr brauchen ... stell dir zum Vergleich vor, wie du vor einer Bergwanderung deinen Rucksack ja auch ausräumst, ehe du ihn neu füllst – oder wirst du die beim letzten Mal übrig gebliebene Speckschwarte, die Plastikflasche, in der du dein Getränk transportiert hast, und die alte Brotrinde auch auf die nächste Bergtour mitnehmen? Wohl kaum!*

*Weißt du was – ich schlage dir vor, dein Leben einmal nach Loszulassendem zu durchforsten! Und dann, wenn du möchtest, können wir uns noch einmal miteinander unterhalten!*

*Überprüfe deine Beziehungen, dein Berufsleben, deine Gewohnheiten, deine Überzeugungen, aber auch all das, was du in deiner Wohnung hamsterst, nach seinem nach wie vor gültigen Wert – und du wirst sehen, da gibt es einiges, das loszulassen große Erleichterung bringen würde!*

*Was erkennst du alles an verbrauchtem in deinem Leben? Was scheint dir überlebt? Wo findest du Abgestorbenes? Was ist alles überholt? Was gilt es auszuscheiden?*

*Wenn du bereit bist, dir all das erst einmal anzusehen und dich dann nach und nach davon zu lösen – das mag dir weniger stressig erscheinen, weil der Begriff loslassen doch oft einen negativen Beigeschmack hat! – , dann verspreche ich dir, dass ich wieder ganz und gar gesund werde.*

*Dann muss ich dich nicht mehr aufmerksam machen und kann meine normale Funktion wieder aufnehmen!*

*Jedenfalls freue ich mich über deine neue Offenheit mir gegenüber –bisher kenne ich dich ja nur ungehalten und vorwurfsvoll.*

*Schön, dass wir nun nicht mehr gegeneinander arbeiten müssen, sondern miteinander.*

*Gemeinsam sind wir stark – so stark, dass wir es uns sogar leisten können, auch einmal schwach zu sein und zu weinen!*

*Immer noch etwas unter Druck,*

*Deine hoffentlich bald wieder gesunde Blase!*

Sabine freut sich über diesen gelungenen Dialog:

*Meine liebe Blase!*

*Danke für deine Bereitschaft diesen Dialog trotz meines bisher wirklich eher unfreundlichen Umgangs mit dir aufzunehmen!*

*Ja, du hast Recht: das Weinen fällt mir sehr, sehr schwer … aber du hast Recht: wenn ich in mich hinein fühle, dann ist da eine Menge an alter Trauer … und wenn du meinst, dass das wichtig wäre, dann werde ich vielleicht erst einmal beginnen, nur für mich im stillen Kämmerlein zu weinen! Oder vielleicht lasse ich die*

*Tränen bei meiner Osteopathin fließen – da sind sie ohnehin immer schon sehr nahe …*

*Und ja, du hast Recht, ich schleppe vieles mit mir herum, was ich eigentlich nicht mehr brauche … auch diesen Rat werde ich beherzigen – ich danke dir!*

*Und ich freue mich ehrlich, dass ich in dir eine so kluge Gesprächspartnerin gefunden habe!*

*Deine dankbare Sabine*

## Wie dankbar bin ich meinem Infarkt!

Als ich Werner kennen lerne, ist er ein sehr erfolgreicher Manager in einem großen Konzern, dennoch nie mit sich zufrieden, stets danach trachtend, immer noch mehr zu schaffen, sich zu beweisen, seine Vorgesetzten zu überzeugen ... und daher extrem unter Stress.

Und er gehört zu jenen, welche die fixe Idee in sich kultivieren, sie bräuchten Stress, um professionell und effizient zu sein.

In den Beratungen versuche ich, ihm klar zu machen, dass sein Körper diesen Missbrauch wohl nicht auf Dauer dulden wird, aber es kommt immer nur: „Naja, was soll ich denn tun, ich kann einfach nicht anders!“

Wenigstens die Empfehlung, täglich abends vor dem Einschlafen zumindest eine Weile zu meditieren, versucht er umzusetzen und ab und zu geht er laufen – aber auch dabei überfordert er sich in seinem maßlosen Ehrgeiz, den wir rasch als Resultat seiner belastenden Vater-Beziehung heraus kristallisiert haben.

Nachdem wir eine Weile miteinander gearbeitet haben, bleibt er aus – wie er mir später gesteht, sind ihm meine ständigen Warnungen lästig, und er will sich diesen Kassandra-Rufen einfach nicht länger aussetzen.

Ein solches Verhalten kommt mir etwa so vor, wie wenn jemand die Ölkontroll-Lampe in seinem Auto heraus schraubt, weil ihr ständiges Aufleuchten ihm lästig ist ...

Eines Tages ruft er jedoch wieder an – mit einer Stimme, die ich zwar sofort als seine erkenne, die sich aber dennoch ganz anders anhört – und fragt zögernd, ob ich einen Termin für ihn habe.

Ja, natürlich kann er kommen, erwidere ich. Ich kann erkennen, dass ihm sein Ausbleiben von damals unangenehm ist, aber ich habe kein Problem damit, weil ich generell danach trachte, Klienten möglichst autark zu halten, anstatt sie allzu lange an mich zu binden.

Und diese Unbekümmertheit meinerseits erleichtert ihn offenbar sehr. So fixieren wir einen Termin und ich bin gespannt, ob ihm die Veränderung, die in seiner Stimme mitschwingt, auch anzusehen ist.

Und dies ist tatsächlich der Fall: als ich ihm die Türe öffne, steht mir ein aufrechter zugleich aber entspannter, weich lächelnder und recht souverän wirkender Mann gegenüber.

Das andere Extrem zu seiner damaligen Erscheinung, die immer etwas gebeugt war, stets gehetzt und verspannt wirkte und mit den tief eingeprägten Falten auf der Stirn, die schweren Sorgen verriet.

Als er mein Erstaunen ob dieser in meinen Augen wundersamen Wandlung bemerkt, lacht er übermütig und meint:

„Oh, jetzt wundern Sie sich aber, nicht wahr?"

„Ja, allerdings!", bestätige ich wirklich erstaunt und füge hinzu:

„Ich habe den Eindruck, da gibt es einiges zu erzählen!"

„Allerdings!", meint er lachend und nimmt entspannt Platz.

Anders als bei unseren früheren Terminen nimmt er dankend das Glas Wasser an, das ich all meinen Klienten zu aller erst anbiete, und das er sich damals zwar immer höflichkeitshalber einschenken ließ, dann aber regelmäßig stehen gelassen hat.

Dann sieht er sich aufmerksam in meinem Raum um – was er früher nie getan hat, weil ihn mein Ambiente mit all den Bildern offenbar gar nicht interessiert hat –, nickt ab und zu und meint dann: „Schöne Bilder haben Sie da!".

Lächelnd erinnere ich mich, dass er bei unserer ersten Beratungsserie immer sofort zur Sache kommen wollte – Zeit ist schließlich Geld, war immer das Argument.

Nun, scheint er alle Zeit der Welt zu haben …

Und dann beginnt er zu erzählen: nicht lange nachdem er die Gespräche mit mir ad acta gelegt hatte, erlitt er einen ziemlich schweren Vorderwand-Infarkt, den er dank der glücklichen Umstände ganz knapp überlebte.

Er war gerade mit einem Kollegen unterwegs zu einer wichtigen Besprechung, bei der es – wie er nun mit leichter Ironie berichtet – um sehr vieles gehen würde, und brach auf der Straße zusammen.

Sein Kollege war glücklicherweise als ehemaliger Sanitäter in Erster Hilfe bewandert und hielt seine vitalen Funktionen bis zum Eintreffen der Rettung aufrecht, die ihn rasch genug in die Intensivstation einlieferte.

Nach der endoskopischen Dehnung und der Einsetzung eines Stents in das verschlossene Herzkranzgefäß erholte er sich zwar recht rasch, aber – so meint er jetzt nachdenklich – nach diesem Ereignis sei er nicht mehr derselbe wie zuvor.

Sein ganzes Leben hätte sich verändert und eigentlich lebe er nun ein ganz neues Leben – ein neu geschenktes Leben … das er nun sehr bewusst lebe nämlich … was er früher kaum getan hätte, wie er heute feststellen kann …

Ich höre berührt zu, wie er sehr ausführlich und mit großer Bewegtheit das Erleben seines Infarktes beschreibt.

Zwar gewinne ich den Eindruck, dass er das ärgste Trauma überwunden hat, dennoch habe ich den Impuls, ihm das Links-Schreiben zu empfehlen und tue dies auch – etwas vorsichtig, da ich mich an seine damalige Skepsis allen nicht so ganz gängigen Methoden gegenüber erinnere.

Und interessanter Weise hört er nun sehr aufmerksam zu, nickt immer wieder bestätigend und scheint meine Idee ganz und gar nicht absurd zu finden.

Am selben Abend noch ruft er mich an und fragt, ob ich kurz Zeit hätte für ihn. Ich kann seine Begeisterung durchhören und bin natürlich neugierig, was so wichtig ist, dass er damit nicht bis zu unserem nächsten Termin warten möchte.

Dann schildert er mir begeistert, wie er den Kontakt zu seinem Herzen aufgenommen und dieses ihm seine Freundschaft angeboten habe.

Er möchte mir unbedingt gleich den ersten Antwortbrief seines Herzens vorlesen, weil er ihn so wunderschön findet und so unendlich glücklich ist, dass er nun durch diesen doch sehr ernsten Zwischenfall letztlich doch einen unschätzbaren Gewinn lukriert habe – so sehe er das jetzt.

Es sei ihm zwar vorher schon ja klar gewesen, dass nach seinem Infarkt ein neues Leben für ihn beginnen würde, aber durch diesen direkten Kontakt zu seinem Herzen würden ihm nun ganz neue und faszinierende Erfahrungsräume eröffnet – denn dieser erste Brief würde sicher nicht der letzte bleiben, das musste er seinem Herzen versprechen.

*Mein liebes, armes Herz!*

*Es tut mir so leid, dass ich dich Jahre lang so schlecht behandelt habe, denn ich weiß jetzt, dass ich das getan habe.*

*Und ich kann dich nur um Entschuldigung bitten für meinen dich belastenden, überfordernden und viel zu wenig wertschätzenden Umgang mit dir!*

*Heute ist mir klar, dass die brennenden Schmerzen, die ich immer wieder in der Brust hatte, Notschreie von dir waren – aber ich habe nicht auf dich gehört!*

*Verzeih mir!*

*Ich weiß, es wäre fast zu spät gewesen, aber ich verspreche dir, dass ich von nun an mehr auf dich hören werde.*

*Bitte vergib mir und nimm den Dialog mit mir auf, den mir meine Beraterin empfohlen hat – ich finde, das ist eine schöne Idee, du auch?*

*Dein unendlich dankbarer Werner*

Und Werners Herz antwortet zu seiner großen Freude:

*Mein lieber Werner!*

*Zuerst möchte ich dir versichern, dass ich nicht arm bin! Im Gegenteil, ich bin unendlich reich – und du bist es auch!*

*Deine Entschuldigung nehme ich gerne an! Ja, du warst tatsächlich etwas begriffsstutzig und wolltest partout nicht auf meine zarten Signale hören, so hast du eben den sprichwörtlichen Schuss vor den Bug bekommen.*

*Aber immerhin, den hast du wenigstens als das erkannt, was er sein sollte: eine dringende Warnung!*

*Und nun lass uns zur Tagesordnung – einer neuen Tagesordnung – übergehen, denn ich halte nichts von Schuldgefühlen, die sind ganz und gar nicht gesund!*

*Du hast es nicht besser gewusst, hast ja gedacht, du würdest immer alles richtig machen und müsstest dich ständig beweisen – vor allem deinen Wert als Mensch, als Mitglied der Gesellschaft. Aber du scheinst mir nun aufgewacht zu sein, und das freut mich.*

*Willkommen im Leben!*

*Ja, du hast tatsächlich in der Zeit, ehe ich gewissermaßen die Notbremse ziehen wollte, nicht sehr viel auf mich gehört, wiewohl ich dir ja nicht nur Symptome als Signale geschickt habe, sondern immer wieder auch versucht habe, dir meine Sichtweise zu vermitteln – aber das kam nicht bei dir an.*

*Dein Hirn hatte das Kommando und hat keine andere Meinung akzeptiert, als eine mit Logik untermauerte, Effizienz sichernde, analytisch nachvollziehbare Dogmatik.*

*Vor allem hast du – auch dies unter der Alleinherrschaft deines Hirns – dich selbst viel zu wenig wertgeschätzt! Auch du hast dich der Freude nicht wert geschätzt – und Freude ist ein ganz wichtiges Lebenselixier, das ich mir für unser zweites Leben, wie du das ja nennst, in viel reicherem Maße wünschen würde.*

*Und damit bin ich auch schon bei dem, was ich mir wünsche – jetzt, wo du mir versprochen hast, mehr auf mich zu hören, habe ich wohl mehr Chancen, meine Bedürfnisse anzumelden und hoffentlich auch erfüllt zu bekommen! Ich verspreche dir, ich werde – anders als dein Kopf – nicht zum Usurpator.*

*Es gibt Wünsche, die ich seit langem schon hege, und deren Erfüllung nicht bloß für mich, dein Herz, fruchtbringend sein wird, sondern für dich als ganzen!*

*Und letztlich wird auch dein Gehirn davon profitieren, wenn ich meine liebevolle Frauschaft walten lasse.*

*Nicht, dass ich prinzipiell etwas gegen Herrschaft hätte – aber alles zu seiner Zeit! Ich möchte meine Leitung und Begleitung jedoch deutlich von dem absetzen, was dein Gehirn sich all die Jahre geleistet hat, und was uns fast in den Ruin getrieben hätte!*

*Du bist also bereit, von nun an mehr auf mich zu hören? Gut so!*

*So wird unser neues Leben HERZlicher sein, und das heißt: liebevoller, fürsorglicher, dankbarer, wertschätzender, einfühlsamer, nachsichtiger, vergebender und vor allem erfüllter mit Freude.*

*All diese Qualitäten wünsche ich mir vor allem auch für dich selbst:*

*Ich wünsche mir, dass du dir selbst Liebe schenkst! Ich wünsche mir, dass du dir selbst Fürsorge zukommen lässt! Ich wünsche mir, dass du dich deiner ehrlichsten Wertschätzung für wert hältst!*

*Ich wünsche mir, dass du dir Dankbarkeit gönnst – Dankbarkeit für all das in deinem Leben, was du bisher als allzu selbstverständlich gehalten hast!*

*Dankbarkeit aber vor allem auch für all das, was du geleistet hast und weiterhin leistest – und zwar nicht nur die ganz großen Dinge, sondern auch die scheinbaren Kleinigkeiten!*

*Ich liebe Dankbarkeit und wünsche mir viel, viel mehr davon! Ich wünsche mir, dass du dich viel mehr in dich selbst einfühlst – ja, Empathie in dich selbst ist mir wichtig.*

*Ich wünsche mir auch Nachsicht mit dir selbst und die Bereitschaft, dir all das zu vergeben, was du dir bisher immer noch Jahre lang nachgetragen hast.*

*Du hast niemals absichtlich etwas falsch gemacht, also warum solltest du dir gram sein deswegen?*

*Und ich wünsche mir Freude – jeder Tag möge mit Freude beginnen und mit Freude enden!*

*Jede Begegnung kannst du zu einer freudigen machen, denn das ist einzig und alleine deine Entscheidung!*

*Jedes Projekt, das du angehst, möge von Freude beschirmt sein!*

*Und auch wenn du scheinbar NICHTS tust – was mir auch ganz, ganz wichtig ist! – tu es in Freude!*

*Bist du bereit, diesen Weg mit mir zu gehen?*

*Liebevoll und herzlich,*

*Dein Herz*

Sie können sich vorstellen, wie gerührt mein Klient nach dem Schreiben und immer wieder neuerlichen Lesen des ersten Briefes seines Herzens ist; und wie begierig nach weiterem Austausch er die zweihändige schriftliche Kommunikation mit seinem „lieben neuen Freund“ – so bezeichnete er sein Herz nun liebevoll – aufnimmt.

Und wie diese neue Herz-Öffnung, wie er es ausdrückt, sein ganzes Leben verändert.

Er gönnt sich tatsächlich einen längeren Krankenstand, was er früher niemals auch nur in Ansätzen in Erwägung gezogen hätte, während dessen er sich – zuerst vorsichtig, aber unter der Anleitung eines sportmedizinisch geschulten Internisten nach und nach aufbauend – ein vernünftiges Bewegungsprogramm aneignet und parallel dazu die längst auf seinem Weg verloren gegangenen Meditationen wieder aufnimmt.

Darüber hinaus beginnt er sehr achtsam, konsequent tiefer und unter bewusstem Einsatz seines Zwerchfells zu atmen.

Auf Empfehlung seines Herzens nützt er das stündliche Piepsen seiner Uhr, um sich daran zu erinnern, wieder einige bewusste Atemzüge zu zelebrieren, wie er das nun lächelnd ausdrückt.

Aber vor allem lehrt er sich selbst Entspannung, und er manifestiert überhaupt eine merkwürdige Gelassenheit, die sich letztlich auf alle Lebensbereiche auswirkt.

Sein Gang ist entspannt, aufrecht und durchaus energisch, ohne jedoch dieses Gehetzte, das ihn früher immer gekennzeichnet hat, und das oft sogar den Betrachter atemlos machte.

Seine Bewegungen wirken runder, fast raubtierhaft, und sie haben nicht mehr dieses Eckige, Kantige, Hektische.

Seine Stimme ist wohltuend ruhig und tiefer als vor seinem Infarkt, er spricht langsamer und bedachter, während er zugleich um vieles aufmerksamer zuhört als früher.

Er lacht viel öfter, aber auch wenn er ernst scheint, umspielt immer ein leichtes Lächeln seine Züge.

Ein Lächeln, das man auch hören kann, wenn man mit ihm telefoniert, und das eine kleine Note von liebevoller Selbstironie hat – die man ihm auch im direkten Gespräch anmerken kann.

Ja, er nimmt das Leben nun nicht mehr so tierisch ernst, bestätigt er meinen Eindruck.

Und diese grundlegenden Veränderungen intensivieren sich mehr und mehr, was ich anlässlich unserer nun wieder wöchentlichen Beratungen mit großer Freude wahrnehmen kann. Immer wieder bin ich fasziniert von der grundlegenden Transformation, die dieser Mann offenbar gerade durchmacht.

Auch die Beziehung zu seiner Frau, die ihn während der Zeit seiner Rekonvaleszenz liebevoll betreut hat – wiewohl er sie zuvor eher wie einen Gebrauchs-Gegenstand behandelt hatte –, beginnt in einer ganz neuen Liebe aufzublühen.

Und seinem Herzen folgend erlebt er tiefe Dankbarkeit – dafür, dass er überlebt hat, aber vor allem auch seiner liebenden Frau gegenüber.

Aber letztlich auch dafür, dass er diese Erfahrung machen hat dürfen, die ihn tatsächlich auf eine neue Ebene der Authentizität katapultiert hat.

Ja, er ist seinem Infarkt tatsächlich dankbar, denn abgesehen von seinem neuen und überaus glücklichen Eheleben, hat er ihn aus dem Job heraus gerettet, den aufzugeben er vor diesem gravierenden Einschnitt niemals auch nur in Erwägung gezogen hätte, von dem er sich aber nun ganz leicht verabschieden kann.

Mehr und mehr wird ihm klar, was er in seinem Berufsleben sicher nicht mehr will, und in der regen Korrespondenz mit seinem Herzen kristallisiert sich immer klarer heraus, was er sich stattdessen für sein zweites Leben wünscht.

Und genau das beginnt er nun bewusst mithilfe konzentrierter Vorstellungsübungen zu manifestieren ... unter der liebevollen Obhut seines Herzens, dem er das Steuer für sein Leben in die Hand gegeben hat, und mit dem er regelmäßig kommuniziert und alles Anstehende bespricht.

Auch seine Frau hat die Methode des Links-Schreibens übernommen, und auch sie ist dankbar für diese neue Wendung!

## Ich bin doch immer noch da!

Die nächste Geschichte mag alle jene trösten, die nach einer operativen Entfernung eines Organs das Gefühl haben, es fehle ihnen nun etwas.

Und bis zu einem gewissen Grad kann ich dieses Gefühl durchaus nachvollziehen, denn ein solcher chirurgischer Eingriff ist ja doch immer, trotz seiner zuweilen rettenden Wirkung, auch eine Verletzung der körperlichen Integrität.

Aber sie mag auch aufschlussreich sein für jene, die an einer ähnlichen Thematik in ihrem Leben laborieren – sowohl in Bezug auf ihre eigene Mutterbeziehung, als auch in Bezug auf ihre Kreativität und deren Blockaden.

Anna, eine Frau mittleren Alters, kommt zur Beratung, weil sie sich wegen ihrer extrem starken und lang andauernden Menstruations-Blutungen Sorgen macht.

Vor allem hat der letzte Blutbefund bereits eine ziemlich starke Anämie angezeigt, woraufhin ihr behandelnder Gynäkologe ihr dringend eine Curettage empfiehlt, um dem regelmäßigen und auf Dauer auch mit Eisen-Präparaten (die sie noch dazu nicht gut verträgt) nicht wett zu machenden Blutverlust Einhalt zu gebieten.

Sie ist bereit, diesen Eingriff machen zu lassen, aber die Perspektive, dass ihr eine Hysterektomie nicht erspart bleiben würde, wenn die Curettage doch nicht den gewünschten Erfolg bringt, scheint ihr wie ein Damoklesschwert über ihr zu hängen.

Und da sie bereits einmal auf meine Empfehlung hin mit einem erkrankten Organ kommuniziert und dabei interessante Aufschlüsse gewonnen hat, greift sie diesen Vorschlag auch diesmal willig auf.

Sie hätte nur nicht mehr daran gedacht, dass sie mit dieser Technik ja in ihre Tiefe eintauchen könne, meint sie, und wer weiß, vielleicht bleibt ihr sogar die drohende Gebärmutter-Entfernung erspart, wenn sie die Empfehlungen dieses Organs umsetzt …

Zu unserem nächsten Termin kommt sie ganz aufgeregt und berichtet, dass sie über ihre linke Hand ungemein interessante Einsichten gewonnen habe.

Ihre Gebärmutter hätte ihr einerseits ihre gespannte Beziehung zu ihrer Mutter, die sie immer gern wegschieben würde, in Erinnerung gebracht und als aktuell zu bearbeitend ans Herz gelegt; andererseits aber auch die Blockade im Bereich ihrer Kreativität angesprochen – zwei wichtige Themen in ihrem Leben …

*Meine liebe Gebärmutter!*

*Du erinnerst dich vielleicht noch an meine Haut-Briefe, die ich anlässlich meiner hartnäckigen Ausschläge geschrieben habe – und da diese mir so viel Aufklärung bezüglich meines Aus-der-Haut-fahren-Wollens gebracht haben, greife ich den Vorschlag meiner Beraterin gerne auf und wende mich nun direkt an dich – du bereitest mir Sorgen, und ich möchte dich bitten, mir mitzuteilen, warum du dich und damit mich so ausblutest?*

*Du weißt, dass mein Arzt mir eine Curettage empfohlen hat, die ja an sich nicht so schlimm wäre, dennoch fühle ich mich nicht sehr wohl bei diesem Gedanken.*

*Aber vor allem die Perspektive, dass uns unweigerlich eine Total-Entfernung bevorsteht, wenn wir deine Blutungen nicht selbst in den Griff bekommen, versetzt mich ziemlich in Panik – und wenn ich mich in dich hinein versetze, gewinne ich den Eindruck, dass es dir nicht viel anders gehen wird.*

*Was meinst du, meine liebe Gebärmutter, zu all dem?*

*Kannst du mir helfen, etwas zu erkennen und dann auch umzusetzen, was uns diese Operation erspart?*

*Danke im Voraus für deine Bereitschaft, dein Wissen mit mir zu teilen!*

*Deine Anna*

Und Annas linke Hand schreibt:

*Liebe Anna!*

*Ja, ich kann dir helfen, Einsichten zu gewinnen, aber ob wir die Operation wirklich abwenden können, weiß ich noch nicht.*

*Aber ich möchte dich jetzt schon beruhigen: es wäre keine Katastrophe, wenn wir uns tatsächlich verabschieden müssten – manchmal gilt es einfach, etwas loszulassen, was nicht mehr die Funktion erfüllt, für die es ursprünglich gedacht war …*

*Du weißt wie ich, dass deine Beziehung zu deiner Mutter – zu deiner Gebärmutter also, weil sie dich ja geboren hat! – immer eine ziemlich gespannte war, wiewohl du dich immer sehr um Harmonie bemüht hast.*

*Ja, du hast dich um Harmonie bemüht, aber du hast dir auch etwas von ihr gewünscht, das sie dir einfach nicht geben konnte.*

*Du weißt, dass niemand mehr geben kann, als er hat, dass aber auch niemand mehr annehmen kann, als er Bereitschaft hat.*

*Und das Thema Geben-Nehmen zwischen euch beiden Frauen ist in diesem Leben ein ziemlich belastetes, weil weder ihr Geben-Können noch dein Nehmen-Können aufeinander abgestimmt sind. Verstehst du, wie ich das meine?*

*Ja, du verstehst mich.*

*Und da ich in erster Linie jenes Organ in deinem Körper bin, das deine Mutter quasi repräsentiert, lebst du vieles von diesen Spannungen über mich aus: du gibst mehr, als du bekommst – und dies wird durch die starken Blutungen symbolisiert.*

*Das tust du generell, aber du tust es in deinen Bemühungen um Frieden und Harmonie eben auch im Zusammenhang mit deiner Mutter.*

*Und du buhlst immer noch um ihre Liebe, wünscht dir von ihr genau die bedingungslose Liebe, die du deiner eigenen Tochter entgegen bringst – zu der aber nicht jede Frau fähig ist.*

*Dieses Ungleichgewicht im Geben und Nehmen hat auch damit zu tun, dass du das, was deine Mutter zu geben hat, nicht wirklich annehmen kannst.*

*Das beruht wohl darauf, dass die alten Traumata dich dazu bewegt haben, dich in eine Art Panzer einzuhüllen, um dich vor weiteren Verletzungen zu schützen.*

*Aber dieser Panzer beschützt dich nicht nur vor Gefahren, er lässt auch das Positive, das auf dich zu kommen möchte, nicht an dich heran.*

*Das ist das eine Thema …*

*Aber ich stehe nicht nur für deine Gebärerin und das körperliche Gebären, sondern ich stehe auch für das in deinem Leben eminent wichtige Thema der Kreativität.*

*Du bist ja nicht nur Tochter, sondern auch Mutter – und du bist nicht nur Mutter und Gebärerin deiner eigenen Tochter aus Fleisch und Blut, sondern du bist es quasi auch für deine Bilder! Und auch im Zusammenhang mit diesem Thema gibt es – wie du ja weißt – eine stark wirksame Blockade.*

*Auch da gibst du mehr als du annehmen kannst: du lässt unzählige Bilder aus dir heraus strömen, gibst – so könnte man es nennen – dein ganzes Herzblut hinein, fast bis zum Verbluten, aber du lässt den Erfolg – als Repräsentanten für den anderen Pol, das Empfangen – nicht zu.*

*Denk über diese beiden Aspekte nach, die ich dir mit meinen extrem starken Blutungen aufzeigen möchte …*

*In mütterlicher und kreativer Liebe,*

*Deine Gebärmutter!*

Als Anna kommt, um diesen Brief mit mir zu besprechen, ist sie sichtlich berührt von dessen Inhalt und bestätigt voll und ganz diese Aussagen.

Einerseits ist ihr klar, dass ihre Mutter ihr einfach nicht die Form von Liebe geben kann, die sie sich so wünscht, andererseits fragt sie sich immer wieder, warum sie ihre Bilder nicht so unter die Menschen bringen kann, wie sie es sich wünscht.

Aber vor allem der Gedanke, dass sie selbst ihren Erfolg sabotiert, beschäftigt sie intensiv, und wir arbeiten eine Weile mit beiden Themen.

Nach der Curettage scheinen die Blutungen zuerst leichter zu werden, aber dies hält nicht allzu lange an, sodass Anna sich letztlich doch zu einer Operation entscheidet – nicht zuletzt weil sie über ihre linke Hand ausdrückliches Einverständnis von ihrer Gebärmutter erhalten hat.

Die Operation selbst – so erzählt sie mir dann – verläuft ohne Komplikationen: sie entscheidet sich für eine Lumbal-Anästhesie (Kreuzstich-Narkose), so ist sie während des gesamten Eingriffes wach und kann sich sogar mit dem befreundeten Chirurgen unterhalten.

Und vor allem wird ihr die eben entfernte Gebärmutter zum Abschied noch gezeigt: ein etwa faustgroßes Muskelpaket in einer Schale, dem sie noch einmal danke sagt und leb wohl …

Dennoch hat sie das Bedürfnis, sich noch einmal – und diesmal schriftlich – von diesem Organ, das ihr nach einer Fehlgeburt immerhin ihre wunderbare Tochter geschenkt hat, zu verabschieden:

*Meine liebe Gebärmutter!*

*So musste ich dich also doch noch opfern – was mir wirklich leid tut, aber da du mich zu diesem Schritt ermuntert hast, habe ich mich letztlich dazu durchgerungen, dich loszulassen! Und vielleicht gelingt es mir mit diesem Loslassen nun auch die Erwartungen an meine Mutter loszulassen und zugleich die Blockaden im Zusammenhang mit meiner Kreativität aufzulösen.*

*Ich danke dir für alles und sage dir noch ein letztes Mal liebevoll adieu!*

*Deine Anna*

An sich erwartet Anna nach diesem Abschiedsbrief keine Antwort mehr, vom wem auch?

Dennoch hat sie das starke Gefühl, ihre linke Hand würde schreiben wollen:

*Liebe Anna!*

*Danke für deine liebevolle Verabschiedung, aber ich bin doch immer noch da!*

*Was dir entfernt wurde, und was du auf der gläsernen Schale noch ein letztes Mal sehen konntest, war doch bloß der Muskel!*

*Ich als Organ-Seele bin nach wie vor präsent! Du hast mich in jeder Zelle deines Körpers im genetischen Material!*

*Ja, jede einzelne Zelle trägt die Anlage zu einer intakten und gesunden Gebärmutter in sich – also bin ich in Wahrheit doch noch da, oder?*

*Vor allem bin ich auch weiterhin als Ansprech-Partnerin für dich da, wenn du Anregungen zu den von mir repräsentierten Themen suchst!*

*Dieses Loslassen kannst du letztlich als wirksames Ritual sehen, mit dem du tatsächlich den Abschied von deinen nicht erfüllbaren Erwartungen gelebt hast.*

*Deine Mutter hat ihre Funktion in ihrem Leben, so gut sie es eben konnte, erfüllt. Nun darfst du dich selbst bemuttern – „Remothering" könntest du diesen Prozess nennen.*

*Und du kannst dir nun all das, was du dir von ihr gewünscht hättest, was deine Mutter dir jedoch nicht geben konnte, selbst schenken: schenk dir Liebe.*

*Schenk dir Fürsorge! Schenk dir Geborgenheit! Schenk dir Aufmerksamkeit! Schenk dir Vertrauen in dich! Schenk dir Achtung und Wertschätzung! Und schenk dir immer wieder auch Verwöhnungen!*

*Du bist nun, da du deine Mutter in diesem symbolischen Akt als Mutter losgelassen hast, deine neue Mutter, du hast dich quasi adoptiert.*

*Und du wirst nun liebevollst für dich sorgen – ähnlich wie du es für deine Tochter tust, denn in Wahrheit hast du zwei Kinder: ein äußeres – deine Tochter – und ein inneres – dein Inneres Kind.*

*Darüber hinaus kannst du dir bildlich vorstellen, wie du zugleich mit dem Loslassen deines Gebärmutter-Organes alle jene Blockaden losgelassen hast, die den Erfolg von dir fern gehalten haben, den du dir in Bezug auf deine Bilder wünscht.*

*Dieses Ritual kannst du bildlich immer wieder in deiner Vorstellung nachvollziehen – damit prägst du es dir ein und programmierst dein Hirn um.*

*Wiewohl du dich von mir verabschiedet hast, bin ich also nach wie vor da! Schon interessant, nicht wahr?*

*Aber du weißt doch aus Erfahrung, dass oft das, was ihr loslasst, genau dann wiederkehrt oder bleibt …*

*Alles ist gut so, wie es ist!*

*Deine nun nicht mehr bluten müssende ...*

*... und daher erleichterte und ziemlich vergnügte Gebärmutter!*

Als Anna mir ziemlich erstaunt von dieser gar nicht mehr erwarteten Antwort ihrer – in ihren Augen ja verloren gegangenen – Gebärmutter erzählt, bestätige ich sie in dieser Erfahrung, denn auch ich habe ähnliches bereits erlebt und diese Erfahrung auch von anderen schon bestätigt bekommen.

Und im Grunde ist die Erklärung ja plausibel, denn wir haben tatsächlich im Kern jeder unserer Zellen den kompletten Bauplan für einen intakten Körper in uns.

So beschließt meine Klientin, auch weiterhin ihre „Gebärmutter-Seele" zu Rate zu ziehen, wenn sie zu einem der beiden Themen-Schwerpunkte Fragen hat.

Erlauben Sie mir, liebe Leserin, lieber Leser, an dieser Stelle einen Hinweis, der mir in diesem Zusammenhang interessant erscheint.

In Russland gibt es eine Reihe von Wissenschaftlern, die intensiv an der Möglichkeit, Organe zu regenerieren, arbeiten – und dies offenbar erfolgreich.

Die russische Ärztin Dr. Svetlana Smirnova leitet in Hamburg ein Institut, das über Seminare unter dem Titel „Steuerung der Realität" diese neuen Technologien in den Westen bringt.

Allerdings bin ich der Ansicht, dass wir, selbst wenn es uns eines Tages tatsächlich gelingt, verloren gegangene Organe zu regenerieren, gut beraten sind, die Botschaft hinter der ursprünglichen Krankheit zu entziffern, ehe wir uns das entsprechende Organ nachwachsen lassen.

Interessanter Weise kommt es immer wieder vor, dass jemand mit dieser Technik eine Antwort von einem Körperteil bekommt, den er auf materieller Ebene gar nicht mehr hat.

Und in der nächsten Geschichte kommt dann noch ein neuer Gedanke hinzu, der mir zu denken gibt, und den ich – wenn ich ehrlich bin – immer noch nicht ganz ad acta legen kann! Aber lesen Sie selbst …

## Eine neue Milz stellt sich vor

Bei einem Workshop in Wien, an dem ich glücklicher Weise teilnehmen durfte, erzählte der weltbekannte Zellbiologe Bruce Lipton von einer Freundin, deren Schilddrüse in jungen Jahren aufgrund einer Krebs-Erkrankung entfernt werden musste und die, weil sie die an sich lebensnotwendige Substitutions-Therapie mit Hormonen nicht vertrug, diese einfach einstellte.

Bei einer zwei Jahre später durchgeführten Blut-Untersuchung, so berichtete Lipton, fand man einen normalen Hormon-Spiegel, wiewohl man ihr ja die Schilddrüse entfernt hatte – als Erklärung für dieses Phänomen meinte dieser Wissenschaftler, dass offenbar Stammzellen, die wir alle in unserem Körper haben, eine neue und voll funktionsfähige Schilddrüse aufgebaut hätten.

Weltweit forschen heute Wissenschaftler zum Thema Stammzellen. Und am Österreichischen Allgemeinen Krankenhaus in Wien werden Herzinfarkt-Patienten heute bereits embryonale Stammzellen in die durch einen Gefäßverschluss minder versorgten Herzmuskel-Areale gespritzt – was zur Folge hat, dass der abgestorbene Herzmuskel sich regeneriert.

Aber diese Therapie hat den Nachteil, dass embryonale Stammzellen gebraucht werden. So suchen heute weltweit Forscher intensiv nach Möglichkeiten, die körpereigenen Stammzellen zu mobilisieren …

Als ich hoch begeistert von diesem anregenden Workshop in einem meiner Seminare diese erstaunliche Geschichte erzähle, berichtet eine meiner Teilnehmerinnen, dass ihrem Sohn eine neue Milz nachgewachsen sei. Dies wurde seitens der Schulmedizin zwar nicht gerade erfreut zur Kenntnis genommen, aber es sei eine nachweisbare Tatsache, die auch von anderen Kindern, die ihre Milz verloren hätten, berichtet wird, wie im Internet nachzulesen wäre.

*Hallo, liebe neue Milz!*

*Schön, dass du da bist!*

*Ich freu mich, dass du mir diese Operation erspart hast! Irgendwie fühle ich mich jetzt wie ein Held.*

*Meine Mami hat mir erzählt, dass ich nicht das einzige Kind bin, bei dem so etwas passiert ist. Trotzdem bin ich stolz, dass ich etwas geschafft habe, an das die Ärzte nicht geglaubt haben!*

*Und jetzt kann ich auch anderen Mut machen, dass sie sich nicht von einer solchen Krankheit unterkriegen lassen!*

*Dein Georg*

Georg ist Linkshänder und schreibt daher mit seiner rechten Hand:

*Lieber Georg, ja, du hast Recht, ich bin deine neue Milz, und ich bin neben deiner alten, kaputt gegangenen Milz nachgewachsen!*

*Ich freue mich natürlich über deine Freude und ich möchte dir und deiner Mami gratulieren, denn ihr habt es mit eurem Mut und eurem Vertrauen geschafft, mich wachsen zu lassen! Ja, du kannst zu Recht stolz sein auf dich! Und auf deine Mami auch, denn sie ist voll hinter dir gestanden.*

*Die Chirurgen, die dich operieren wollten, haben es zwar gut gemeint, aber diese Operation war wirklich nicht notwendig – und das hat deine Mami wohl gespürt!*

*Mit bewundernden Applaus für euch beide, deine neue Milz!*

Was in diesem Fall abgelaufen ist, scheint übrigens kein Einzelfall zu sein. Denn es gibt immer wieder Berichte von nachgewachsenen Milzen, warum auch immer das ursprüngliche Organ kaputt gegangen (medizinisch = „nekrotisch geworden") ist – durch eine Milzvenen-Thrombose, eine Drehung mit Abklemmung der zuführenden Gefäße oder auch durch einen Unfall.

Und prinzipiell ist diese Tatsache auch gar nicht so unlogisch: wir haben ja einen kompletten Bauplan für jeden Teil unseres Körpers im Kern jeder unserer Zellen in uns. Abgesehen davon steht uns auch genug Material zur Verfügung – also ist wirklich nicht einzusehen, warum es unmöglich sein soll, etwas wie auch immer verloren Gegangenes nachwachsen zu lassen.

Wir erneuern uns ja ständig im Kleinen, warum also nicht auch im Großen?

Wenn wir einen Salamander am Schwanz ziehen, lässt er diesen zurück und huscht ohne diesen Teil seines Körpers davon – und lässt sich dann einen neuen Schwanz nachwachsen.

Warum sollte uns Menschen etwas unmöglich sein, was für einen Salamander Gang und Gebe ist?

Wenn ein Haus – warum auch immer – einstürzt, für das es einen Plan gibt, und wenn genug für den Wiederaufbau nötiges Material zur Verfügung steht, dann spricht nichts gegen einen identischen Wiederaufbau.

Wäre der autonome Ersatz eines körpereigenen Gewebes durch körpereigenes Material aufgrund des in jedem Zellkern vorhandenen körpereigenen Bauplanes im Grunde nicht etwas Ähnliches – und damit Mögliches?

Wir haben immer noch Stammzellen in uns, aus denen sich ja ursprünglich jede Art von Zelle, die in unserem Körper vorkommt, entwickelt hat – und eines Tages wohl wieder entwickeln kann, wenn wir uns von der gegenteiligen Überzeugung verabschieden.

## Ich habe einfach die Nase voll!

Wie ich bereits erwähnt habe, sagt die genaue Beschreibung einer Krankheit bereits eine ganze Menge über ihre Bedeutung aus.

Der Volksmund ist ja oft sehr klug, und wenn wir uns selbst und einander zuhören, wie wir unsere Befindlichkeit beschreiben, ist das oft recht aufschlussreich.

Ein grippaler Infekt – landläufig Schnupfen oder Erkältung genannt – wird beispielsweise oft als ein Die-Nase-voll-Haben beschrieben, weil es ja wirklich genau dieses Gefühl ist, das uns einige Tage mehr oder weniger außer Gefecht setzt.

Allerdings ist damit noch nicht unbedingt klar, wovon genau wir die Nase voll haben. Wenn wir das hinterfragen, dann kommt oft recht spontan die Antwort: es sind „die Anderen“, die uns auf die Nerven gehen.

Aber erstens ist diese Angabe eher vage und viel zu allgemein gehalten, und zweitens kann es durchaus auch etwas an oder in uns selbst sein, was uns einen dumpfen Schädel, verstopfte Atemwege, ein Ausfall von Geruchs- und Geschmacks-Sinn und manchmal auch erhöhte Temperatur beschert.

Und wenn uns nicht sofort klar ersichtlich wird, worum es hier geht – warum wir also hier und jetzt die Viren, von denen wir ja ständig umgeben sind, nicht erfolgreich abwehren konnten –, kann ein kleiner brieflicher Austausch mit unserer Nase gute Dienste leisten und so manch Verdrängtes ans Tageslicht bringen.

*Liebe Nase,*

*ich weiß, du bist übervoll, und nicht nur du, auch deine Nebenhöhlen fühlen sich verstopft und wund an, und mir ist klar, dass du mir damit „ich habe einfach die Nase voll“ vermitteln möchtest, und ich habe auch den einen oder anderen Verdacht, aber bitte sag mir, wer oder was genau gemeint ist mit dieser Symptomatik, die mir diesmal einfach zu lange dauert.*

*Normalerweise dauern meine Verkühlungen rund eine Woche, aber ich schlage mich nun schon weit länger damit herum, und es wird eher schlimmer als besser, und langsam habe ich den Eindruck, das wird zu einer Dauereinrichtung – die ich ganz und gar nicht brauchen kann.*

*Bitte hilf mir, zu verstehen, worum es genau geht!*

*Danke im Voraus für deine Hinweise!*

*Deine Felizitas*

Mit krakeliger Schrift kommt von Felizitas´ linker Hand:

*Liebe Felizitas!*

*Voraus schicken möchte ich, dass du ganz genau weißt, worum es geht!*

*Aber du willst es nicht wahrhaben … nur wird dir das nichts nützen, denn dein Körper wird dir mit immer schlimmeren und damit deutlicheren Symptomen zeigen, dass es so nicht weiter geht.*

*Und du weißt, dass es hier nicht bloß um eine banale Erkältung geht, wobei auch Kälte eine Rolle spielt – die Kälte in deinem beruflichen Umfeld, die einfach nicht mehr tragbar ist.*

*Und dann hast du ja richtig bemerkt, dass dein Geruchs-Sinn nun ebenso nicht mehr mitspielen möchte wie dein Geschmacks-Sinn: und die Botschaft dahinter ist doch klar.*

*Du kannst deine Vorgesetzte nicht schmecken und du kannst sie auch nicht mehr riechen – ist dir nicht aufgefallen, dass du ihren Schweiß-Geruch absolut nicht mehr ertragen kannst?*

*Wenn du in ihr Zimmer kommst, dreht es dir jedes Mal den Magen um – oder besser gesagt: hat es, denn nun bist du ja nicht mehr in der Lage, sie zu riechen.*

*Du weißt doch, dass deine Krankheiten dich an etwas hindern oder auch zu etwas zwingen wollen, und dass darin die Botschaft liegt: du kannst deine Chefin nicht mehr riechen, und du hältst die Kälte in diesem Job nicht mehr aus – also zwingt dich dein Körper, Abstand zu nehmen.*

*Zumindest versucht er es, aber du folgst nicht, daher werden wir wohl stärkere Geschütze auffahren müssen – es sei denn, du erkennst endlich, dass es Zeit ist, zu gehen.*

*Und jetzt kommt sicher gleich dein Argument, du könntest es dir nicht leisten, diesen Job an den Nagel zu hängen – wir kennen das ja! Aber du hast die Wahl ... wenn du nicht freiwillig Abstand nimmst, indem du dich für etwas Neues öffnest, werden wir dich in den Krankenstand zwingen, den du dir mit einer einfachen Nebenhöhlen-Eiterung – und die ist es bereits! – noch nicht zugestehst.*

*Wir werden ja sehen, wer dann das letzte Wort hat: das, was du Vernunft nennst, oder wir, die Gesamtheit deines Körpers, denn nicht nur ich bin ja in Mitleidenschaft gezogen.*

*Du weißt von deinem Bluthochdruck, du weißt von deinen Magenschmerzen, du weißt von deinen Schlafstörungen ... ich bin quasi die Abgesandte, die für alle deine Organe spricht.*

*Ich möchte dir natürlich nicht drohen, möchte dich viel lieber im Namen aller mit vernünftigen Argumenten überzeugen, dass es so nicht weiter gehen kann und wird.*

*Und daher finde ich es ja hoch erfreulich, dass du mich gefragt und mir über deine linke Hand die Möglichkeit gegeben hast, mich zu äußern! Ebenso gut hättest du dein Herz fragen können oder deinen Magen …*

*Also nimm bitte zur Kenntnis: es ist Zeit zu gehen!*

*Deine übervolle Nase im Namen aller!*

Nun, liebe Leserinnen und Leser, Sie können sich vorstellen, dass meine Klientin nicht gerade erfreut ist über diese Eröffnungen.

Seit Jahren ist ihr schon klar, dass ihr Beruf sie schon lange nicht mehr erfüllt, und sie will nicht – wie viele andere, die innerlich längst gekündigt haben, und daher nur mehr ohne jegliche Ambition Dienst nach Vorschrift leisten – bloß auf ihre Pensionierung warten. Aber sie sieht einfach keine Möglichkeit zu einer Änderung.

So nimmt sie diesen Brief zwar mit einem resignierten „ich weiß es ja ohnehin, aber was soll ich tun?“ zur Kenntnis, sieht sich jedoch nicht in der Lage, tatsächlich die Konsequenz zu ziehen. Offenbar ist ihr Leidensdruck noch nicht stark genug.

Nach unserem ersten Termin höre ich eine Weile nichts mehr von Felizitas.

Sie ist beruflich offenbar so eingesetzt, dass sie sich auch keine Zeit mehr für die Gespräche mit mir nimmt; aber der Hauptgrund ist wohl, dass sie genau weiß, ich würde nicht nachlassen in meinem Bemühen, sie von der Brisanz ihres Nasen-Briefes zu überzeugen und trotz aller Schwierigkeiten zu einem Berufswechsel zu bewegen.

Mir ist klar, dass ihre Situation nicht so einfach eine Kündigung erlaubt, aber ich bin überzeugt, dass es eine Möglichkeit geben muss, wenn sie sich wirklich dazu entscheidet, auf die Hilfeschreie Ihres Körpers zu hören.

Und ich habe den Eindruck, es wird ihr auf längere Sicht nichts anderes übrig bleiben.

Eines Abends ruft sie mich jedoch wieder an und klingt ziemlich erschreckt. Sie bittet mich um einen möglichst baldigen Termin und ist dankbar, dass ich ihr gleich den nächsten Vormittag anbiete, der – wie der Zufall es so will – durch eine Absage eben frei geworden ist.

Immer noch, so berichtet sie, seien ihre Nebenhöhlen schwer entzündet, ja wohl auch eitrig, wiewohl sie bereits ein Breitband-Antibiotikum genommen hat, das aber keinen Effekt zu haben scheint.

Auch ihr Bluthochdruck sei durch die Medikamente, die sie seit Jahren regelmäßig nimmt, und die bisher eigentlich ganz gut gewirkt haben, nun kaum mehr zu bändigen.

Was sie nun aber tatsächlich in Panik versetzt, seien die Darmblutungen, die sie seit kurzem hat, und die ihr nun alles andere als gleichgültig sind.

Zuerst beruhige ich sie, dass nicht jede Blutung aus dem Darm unbedingt ein Anzeichen für ein Karzinom sein muss, aber da sie eine entsprechende Familien-Anamnese hat – sowohl ihre Großmutter wie auch ihre Mutter sind an Darmkrebs gestorben – und daher auch genau weiß, was sie in einem solchen Fall erwarten würde, kann ich ihre Panik schon verstehen.

Dennoch gelingt es mir, sie wieder etwas zu beruhigen und empfehle ihr, nun auch mit ihrem Darm die zweihändige Kommunikation aufzunehmen.

Und da sie daheim kaum Zeitnischen für sich hat, schreibt sie ihren Brief an ihren Darm und die Antwort mit links gleich hier bei mir.

*Lieber Darm,*

*fast wage ich nicht, mich an dich zu wenden, aber ich bin wirklich in Not, weil ich nun Angst habe, dass es zu spät ist, wenn ich nun endlich auf all die schon seit einer ganzen Weile aufblinkenden Warnsignale meines Körpers höre.*

*Aber ich bitte dich dennoch, mir zu sagen, ob ich Schlimmeres verhindern kann, wenn ich wenigstens jetzt auf euch höre.*

*Wahrscheinlich wirst auch du mir empfehlen, diesen Beruf aufzugeben, oder zumindest mich von dieser Firma zu trennen, und wenn es auch sehr schwierig ist, so wird mir wohl nichts anderes übrig bleiben. Ich hatte wirklich gedacht, ich könnte mir und meiner Familie diesen radikalen Schritt ersparen – denn er betrifft natürlich nicht nur mich.*

*Bitte schreibe mir, was du mir mit deinen Blutungen sagen möchtest!*

*Deine Felizitas – ziemlich in Angst!*

Immer noch unbeholfen und schwer leserlich schreibt ihre linke Hand:

*Meine liebe Felizitas,*

*ja du hast Recht, wenn du meinst, auch ich werde dir raten, dich schleunigst von dieser Arbeitsstelle zu verabschieden.*

*Du ahnst es ja schon seit geraumer Zeit, dass das nicht auf Dauer so weiter gehen kann, aber offenbar warst du es dir nicht wert, dich neu zu orientieren, so bleibt uns nichts anderes übrig, als dich dazu zu zwingen.*

Nein, es ist noch nicht zu spät, allerdings schien es, als müssten wir wirklich schärfere Geschützt aufziehen und für dich die Notbremse ziehen, weil du einfach nicht auf uns hören wolltest! Ich kann dir versichern, dass ich sehr wohl drauf und dran war, dich mit einem Karzinom aus dieser fatalen „ich kann nicht"-Schleife zu reißen – wer nicht hören will, darf fühlen, du weißt.

*Also noch einmal zu deiner Beruhigung – diese Blutung kam von einer kleinen Entzündung, die rasch wieder geheilt werden kann, wenn du nach deiner Kündigung ein bisschen mehr auf deine Nahrung achtest und möglichst regelmäßig und lieber kleine Portionen isst.*

*Das war in diesem Job nicht möglich, aber das wird nun sehr wohl machbar sein, weil du jetzt offenbar endlich begriffen hast und bereit bist, die längst fällige Konsequenz zu ziehen.*

*Und mach dir keine Sorgen: es wird eine neue Beschäftigung auf dich zu kommen, denn du bist kompetent und einsatzfreudig, deine Vorgesetzten können sich auf dich verlassen und werden das zukünftig auch zu schätzen wissen! Deine bisherige Vorgesetzte wird es im Nachhinein auch erkennen, aber dann wird es für sie zu spät sein.*

*Wichtig wäre jetzt eine kleine Weile der Ruhe und des In-dich-hinein-Hörens, was du wirklich beruflich machen möchtest – und du wirst das nötige Geld haben, wenn du aufhörst mit dem Paniken.*

*Dein Mann steht ja voll und ganz hinter dir, und er wird froh sein, wenn er dich wieder als entspannte und liebevolle Frau an seiner Seite hat – die, als die er dich lieben gelernt hat nämlich.*

*Und nicht diesen verkrampften und hektischen Roboter, zu dem du unter dem massiven Druck dieses Arbeitsumfeldes mehr und mehr geworden bist! Also nimm bitte die Möglichkeit einer zeitweiligen Arbeitslosigkeit in Anspruch – du hast das noch nie gemacht, hast aber viele Jahre lang deinen Beitrag einbezahlt.*

*Also steht es dir wohl auch zu, jetzt dieses Angebot anzunehmen, wenn es nötig ist.*

*Die andere Version wäre tatsächlich eine schwere Erkrankung, bei der du genauso ausfallen würdest, allerdings mit höchst unsicherem Ausgang.*

*Also ich hoffe – und auch ich spreche im Namen deines ganzen Körpers! – du bist nun vernünftig.*

*Und wenn ich das sage, dann meine ich natürlich eine andere Vernunft, als die, die du bisher gepflegt hast, und die dich viel zu lang in dieser fatalen Situation festgehalten hat.*

*Dein hoffentlich bald genesen dürfender Dickdarm!*

Nun scheint meine Klientin tatsächlich bereit, die vor einiger Zeit bereits von ihrer Nase verlangte Konsequenz zu ziehen.

Durch diesen Brief ihres Dickdarms erkennt sie nun endlich den Ernst der Lage, und so scheint ihr die bisher niemals in Frage gekommene Möglichkeit einer zeitweiligen Arbeitslosigkeit angesichts einer drohenden schweren Erkrankung zumindest in den Bereich des Möglichen zu rücken.

Allerdings hat sie eine ganze Menge an Resturlaub angespart, den ihr ihre derzeitige Firma nicht ausbezahlen kann, so bietet sich ihr auch ohne Arbeitslosigkeit die Möglichkeit zu dieser „kleinen Weile der Ruhe und des In-sich-Hineinhörens“, die ihr Darm ihr empfiehlt.

Als sie zum nächsten Termin kommt, verkündet sie stolz, sie habe nun tatsächlich gekündigt.

Und sie berichtet erleichtert, dass die Blutungen aus ihrem Darm kaum mehr auftreten und auch ihre Nebenhöhlen nach und nach freier werden.

So rasch hätte sie die Normalisierung ihres gesundheitlichen Zustandes gar nicht erwartet, und sie ist heilfroh, diesen Schritt nun tatsächlich geschafft zu haben und mit einem ganz neuen Wohlbefinden für ihre Konsequenz gewissermaßen belohnt zu werden.

Die sechs Wochen, die sie nun frei hat, will sie nützen, um sich ganz und gar klar zu werden, was sie von ihrer neuen Arbeit erwartet.

Auch dazu befragt sie ihren Körper. Aber auch ihr Herz erkennt sie mehr und mehr als wertvollere Beratungs- und Entscheidungs-Instanz als ihren Kopf, dem sie bisher wichtige Entschlüsse immer überlassen hat.

Einige Wochen später berichtet sie erleichtert, dass die Darmspiegelung einen gesunden Darm gezeigt hätte, und ihre Stimme klingt klar …

## Hallo, ich bin es, dein Ischias!

Ein recht verbreitetes Problem sind heutzutage Rückenschmerzen, die man geradezu als Volksleiden bezeichnen könnte, aber auch der „Ischias“, wie die Ischialgie üblicherweise nicht ganz korrekt bezeichnet wird, ist weitverbreitet und kann sehr quälend sein.

Wenn jemand sagt, er „hätte einen Ischias“, dann ist das in etwa so, als würde er sagen, er hätte eine Aorta, denn natürlich hat jeder Mensch sogar zwei Ischias-Nerven, deren Besitz uns allerdings erst dann zu Bewusstsein kommt, wenn es Probleme gibt.

Und diese können auf verschiedenen Ursachen beruhen, meist aber auf einer Einengung dieses wichtigen (das Bein versorgenden) Nervs an seiner Austrittsstelle im Kreuzbereich.

In milderen Fällen kann dies auf eine Verspannung zurückzuführen sein, in schwierigeren Fällen aber auch auf einen Bandscheiben-Vorfall; es kann sich aber auch um eine Nerven-Entzündung handeln.

Aber das sind bloß die medizinischen Erklärungen für dieses schmerzhafte Phänomen – der Anlass für dieses die Lebensqualität ziemlich einschränkende Symptom ist praktisch immer eine Überlastung, die man sich selbst auferlegt …

Johannes arbeitet in der EDV-Abteilung einer großen Firma, und weil er zu jenen gehört, die den „Sprachfehler“ haben, „nicht nein sagen zu können“, dauert sein Arbeitstag kaum je acht Stunden, weil er bereits vor seiner Zeit da ist und dann immer noch ein Stündchen oder zwei anhängt, damit er auf jeden Fall all das abschließen kann, was an diesem Tag angefallen ist.

Und weil sich sein eher rudimentär ausgebildetes Selbstwertgefühl in der recht mageren Entlohnung spiegelt, fährt er zur Aufbesserung seines Budgets nach seinem übervollen Arbeitstag noch mehrmals wöchentlich zu seinen Kunden nach Hause, um sie zu massieren.

So lerne ich ihn kennen und schätzen, denn er ist wirklich ein begnadeter Masseur, der diese Tätigkeit offenbar liebt – dies ist sofort an seinen magischen Händen zu spüren.

Während er vor meinen Füssen sitzt und meine Fußreflex-Zonen bearbeitet, klagt er immer wieder über Rückenschmerzen und meint, er sollte sich wohl selbst auch wieder einmal massieren lassen.

Tatsächlich finde ich es immer schade, wenn jemand anderen so viel Gutes tut, selbst aber durch den Rost fällt. So tut er mir mit seinem Rücken wirklich leid und ich bestärke ihn darin, auch etwas mehr an sich selbst zu denken – aber dafür hätte er keine Zeit, meint er.

Da ich ein ungutes Gefühl habe, mich unter diesen Umständen weiterhin von ihm massieren zu lassen, mache ich keine Termine mehr aus.

Aber wir bleiben in freundschaftlichem Kontakt.

Immer wieder versuche ich, ihn davon zu überzeugen, dass er etwas mehr auf sich selbst achten sollte, aber er bleibt bei seiner Ansicht, er könne es sich nicht leisten, die Massagen abzubauen, und für eigene Massagen hätte er keine Zeit.

Eines Tages erzählt er dann, nun könne er wirklich nicht mehr massieren, seine Schmerzen wären so schlimm, dass er sich kaum mehr bewegen könne.

„Aha“, so denke ich, „jetzt ist es so weit!“ – seit er erstmals seine eigenen Rücken-Beschwerden erwähnt hat, ist mir klar, dass er eines Tages die Rechnung präsentiert bekommen würde für den Raubbau, den er mit seinem Körper betrieb, und jetzt ist offenbar der Moment gekommen.

Da wir einander gegenseitig immer wieder erzählen, was uns selbst geholfen hat und womit wir gute Erfahrungen gemacht haben, erwähne ich die Methode des Links-Schreibens und empfehle ihm, seinen Ischias einfach einmal nach seiner Botschaft zu befragen.

Dabei ahne ich natürlich, was wohl bei dieser Korrespondenz heraus kommen wird, weil ich mich anlässlich meines eigenen Ischias-Anfalls vor einigen Jahren selbst bereits zur entsprechenden Thematik schlau gemacht habe.

Aber ich möchte ihm nicht verraten, was wohl auch bei ihm heraus kommen dürfte, weil ich annehme, dass er das, was er von mir nicht annehmen kann, vielleicht leichter akzeptiert, wenn es aus seinem eigenen Körper kommt. So bin ich neugierig, was er bei seinem nächsten Besuch hier zu berichten hat.

*Hallo Ischias,*

*soll ich dich wirklich fragen, was du mir mit diesen lästigen Schmerzen sagen möchtest?*

*Aber da ich nicht mehr weiter weiß, wird mir wohl nicht viel anderes übrig bleiben, als dich zu konsultieren.*

*Teile mir doch einfach mit, was du mir sagen möchtest, denn so kann es einfach nicht weitergehen …*

*Dein Johannes*

Etwas unwirsch ob des nicht gerade freundlichen Tons kommt nach einer Weile des Wartens als Antwort:

*Hallo Johannes,*

*ich bin es, dein Ischias!*

*Deine Frage scheint mir übrigens nicht gerade freundlich vorgebracht zu sein! Aber da wir hier wie eine große Familie sind, werde ich dir dennoch Auskunft geben – du kannst ja dann entscheiden, ob du bereit bist, die nötigen Konsequenz zu ziehen oder so weiter tun und in Richtung Invalidität gehen möchtest …*

*Du weißt ja: wie man in den Wald hinein ruft, so tönt es zurück!*

*Was du aufführst, geht auf keine Kuh-Haut!*

*Du zerspragelst dich – für andere – machst massenhaft unbezahlte Überstunden und fährst dann noch quer durch die Stadt, um irgendwelche Menschen zu massieren, denen es viel besser geht als dir, mit dem fadenscheinigen Argument, du würdest das Geld brauchen. In Wahrheit geht es dir doch vor allem darum, Bestätigung zu bekommen, Anerkennung und Liebe …*

*Aber weißt du nicht, dass du dir all das zuerst selbst geben musst?*

*So haben wir beschlossen, dich einmal außer Gefecht zu setzen, damit du etwas kürzer treten MUSST – und vielleicht nützt du die Zwangspause, um einmal über all das nachzudenken!*

*Du bist wertvoll, auch wenn du dich nicht für andere aufopferst! Und du bist um vieles wertvoller, als dein Gehalt ahnen lässt – auch das wäre einmal wichtig zu erkennen und dann die Konsequenz daraus zu ziehen!*

*Dies versichert dir ergebenst,*

*Dein Ischias!*

Johannes ist ziemlich perplex über diese eher schnoddrige Antwort, aber er muss zugeben, dass sein Ton wohl auch eher ungehalten geklungen hat.

So macht er sich daran, seinen etwas verschnupften Ischias mit netteren Zeilen wieder zu versöhnen.

Die Schmerzen sind zwar qualvoll, aber dies wohl nicht nur für ihn – im Grunde ist sein großer Bein-Nerv ja auch arm …

*Mein lieber Ischias!*

*Es tut mir leid, dass ich vorhin so unfreundlich geklungen habe, aber diese Schmerzen zermürben mich und die Schmerzmittel wirken auch nicht mehr immer. Ich weiß wirklich nicht mehr weiter und ich BITTE dich ehrlich und von Herzen, mir zu helfen, wieder klar zu kommen.*

*Ja, du hast Recht, ich tu wohl zu viel – und dies vor allem für andere. Aber ich brauche einfach das Geld, du kennst meine Situation.*

*Da ist immer noch der Kredit für die Wohnung und das Auto …*

*Aber ich will nicht klagen, sondern dich einfach um Hilfe bitten! Sag mir bitte, was ich tun kann – du weißt, dass mir eine Bandscheiben-Operation vorgeschlagen wurde, aber dabei habe ich ein ganz schlechtes Gefühl.*

*Was meinst du dazu?*

*Dein Johannes, der dankbar ist für alle deine Anregungen!*

Daraufhin kommt diesmal prompt:

*Mein lieber Johannes!*

*So gefällst du mir um vieles besser – und nicht nur mir!*

*Dein ganzer Körper wünscht sich etwas mehr Zuwendung, Aufmerksamkeit und Freundlichkeit.*

*Wie wäre es, wenn du all die Liebe, die du bisher in die Massage mehr oder weniger Fremder investiert hast, einmal dir selbst zukommen lassen würdest?*

*Wäre das nicht eine gute Idee?*

*Wie wäre es, wenn du zur Abwechslung einmal dich selbst verwöhnen würdest?*

*Ich weiß schon, dass du dich nicht so einfach selbst massieren kannst – was bei einigen Körper-Arealen sogar möglich wäre –, aber du könntest dich beispielsweise streicheln.*

*Ja, auch wenn dir das jetzt eigenartig vorkommt: versuche einmal, dich dort, wo du leicht hinkommst, selbst zu streicheln!*

*Schenke deinem eigenen Körper all die liebevolle Fürsorge, die du bisher nur nach außen getragen hast, und beobachte, wie es dir geht, wenn einmal DU im Mittelpunkt deiner Aufmerksamkeit stehst!*

*Das ist eine Form, dir deine Wertschätzung zu zeigen, die dich gesunden lassen wird, glaube mir.*

*Abgesehen davon wirst du sehen, dass dir durch die Aufgabe der Fremd-Massagen im Endeffekt nicht weniger, sondern mehr Geld bleiben wird – rechne bloß einmal nach.*

*Deine Existenzängste sind vollkommen überflüssig, wenn du dich erst einmal zu einer gesunden Einschätzung deines eigenen Wertes durchgerungen hast, denn natürlich ist deine magere Besoldung eine untrügliche Spiegelung deines mangelnden Selbstwertgefühls – und dieses durch mehr und mehr Zusatzarbeit kompensieren zu wollen, wird auf Dauer nicht gehen.*

*Da spielen wir einfach nicht mehr mit! Abgesehen davon ist das doch ein Fass ohne Boden.*

*Wenn du andere massierst und von ihnen gelobt wirst, fühlst du dich im Augenblick gut und vielleicht sogar wertvoll, aber dieses Gefühl hält ja kaum länger an.*

*Du bist die Instanz, von der Liebe zu dir gelangen sollte! Du bist die Instanz, die deinen eigenen Wert erkennen und anerkennen sollte!*

*Dein Ischias, der dich freundlich viel lieber mag, im Namen aller!*

Und tatsächlich erzählt mir Johannes nach einer Weile, dass ihm nun, wo er nicht mehr fast täglich quer durch die ganze Stadt fährt, erstaunlicher Weise sogar mehr Geld übrig bleibt als zuvor, weil er weniger Geld fürs Tanken und keine Parkscheine mehr braucht.

Aber vor allem merkt er, wie seine Kreuzschmerzen und die Schmerzen, die sich bis in den Fuß hinunter ziehen, nach und nach tatsächlich leichter werden.

Fast wäre er schon wieder geneigt, zumindest einige Massagen für Menschen, die er lieb gewonnen hat, wieder aufzunehmen, allerdings nimmt er angesichts eines wüsten Drohbriefes seitens seines Ischias kleinlaut Abstand davon.

Stattdessen besucht er die Menschen, die er bisher nur zu den Massagen besucht hat, einfach so – und merkt erfreut, dass sie ihn zwar durchaus für seine Massagen geschätzt haben, aber seine Konsequenz problemlos akzeptieren und sich nun auch über seine Besuche als Freund freuen.

Er braucht eine Weile, um das auch wirklich akzeptieren zu können, aber nach und nach lernt er, diese Wertschätzung von außen, die ihm seine eigene noch recht junge Selbstwertschätzung spiegelt, anzunehmen.

Und eines Tages nimmt er allen Mut zusammen und lässt sich einen Termin bei seinem Chef geben, um über die längst fällige Gehaltserhöhung zu verhandeln.

## Ich bin einfach sauer!

Als Gregor zum ersten Termin kommt, fallen mir sofort die tief eingekerbten Magenfalten auf – jene für Magenkranke charakteristischen Furchen zwischen den Nasenflügeln und den Mundwinkeln – und der unangenehme Mundgeruch, den er ohne viel Erfolg mit Pfefferminz-Bonbons zu übertönen versucht.

Und im Laufe des Gesprächs ist auch sofort die latente Aggression zu spüren, die er zwar tapfer zurück hält – aber diese Zurückhaltung fühlt sich ziemlich explosiv an.

So trachte ich danach, meinen neuen Klienten vorsichtig in Richtung seiner Magenbeschwerden zu lenken, die er dann auch prompt bestätigt.

Ja, er würde schon eine ganze Weile Magenschutz-Präparate brauchen, weil er so übersäuert sei.

Auf meine Frage, ob er wisse, was ihm wohl im Magen liegen könnte, lächelt er sofort mit einem Ertappt-Gesichtsausdruck und meint erstaunt: „Wieso wissen Sie das?“

Nachdem ich ihm meine Beobachtungen geschildert habe, empfehle ich ihm, seinem Magen einen Brief zu schreiben und diesen über seine linke Hand antworten zu lassen – ein Vorschlag, der ihm sichtlich merkwürdig vorkommt.

Aber da ich ihm erklären kann, wie und warum diese Technik funktioniert, scheint er genug Vertrauen zu haben, sie zumindest einmal zu versuchen.

Natürlich ist ihm die Tatsache, dass ich vorsichtig seinen Mundgeruch anspreche, sehr unangenehm, aber da ich selbst mir in einem solchen Fall Ehrlichkeit wünschen würde, bin ich der Ansicht, ich sei diese Ehrlichkeit auch anderen schuldig – auch wenn es wohl bequemer wäre, nichts zu erwähnen.

Und im Grunde ist er mir auch dankbar und meint, er würde sich solche Offenheit auch von seiner Umgebung wünschen.

Wir haben ein gutes Gespräch, bei dem einige Details aus seinem belastenden Alltag klar werden, aber ich habe dennoch den Eindruck, dass es da noch etwas wie ein dunkles Geheimnis gibt, das ihm im Magen liegt, und das dieser ihm hoffentlich über einen Brief kundtun wird.

So erinnere ich Gregor beim Verabschieden noch einmal an meine Empfehlung und er verspricht mit einem etwas verlegenen Lächeln, das Links-Schreiben gleich heute Abend zu versuchen – da er heute Nachtdienst habe, würde er vielleicht eher dazu kommen als daheim …

*Mein lieber Magen,*

*ich greife diese Empfehlung auf und schreibe dir, wiewohl ich gar kein gutes Gefühl dabei habe.*

*Im Gegenteil, du scheinst etwas in dir liegen zu haben, das ich eigentlich gar nicht sehen möchte.*

*Zugleich habe ich aber auch Sorge, dass das Geschwür in dir, das ich in der heutigen Beratung gar nicht erwähnt habe, eines Tages wirklich noch entartet, wie mein Arzt mir gedroht hat.*

*Also bitte ich dich, mir zu sagen, was es ist, was dich so belastet …*

*Dein besorgter Gregor*

Und zu seinem Erstaunen antwortet seine linke Hand tatsächlich:

*Lieber Gregor,*

*ja, das ist eines deiner Probleme: dass du Konflikten aus dem Weg gehst. Aber du bist nicht das geborene Opferlamm, daher kann das auf Dauer nicht gut gehen.*

*Und im Grunde weißt du genau, worum es geht, nicht wahr?*

*Aber wenn du schon so mutig bist, mich zu fragen, will ich dir gerne sagen, worüber ich so sauer bin, was mich wie eine Ladung schwerer Steine belastet, was ich am liebsten heraus kotzen würde – aber das würdest du ja niemals zulassen.*

*Du bist einfach zu angepasst und stellst dich immer zurück, aber da du eben nicht wirklich der große Märtyrer bist, belastet dich das – und es macht dich aggressiv.*

*Aber da du niemals wagen würdest, deine Aggressionen offen auszudrücken, weil es dir wichtiger ist, anderen zu gefallen, als glücklich zu sein, schluckst du sie in dich hinein.*

*Und du frisst nicht nur all das in dich hinein, sondern du beginnst langsam auch, dich selbst zu zerfressen, ja richtig gehend zu zerfleischen …*

*Die Frau an deiner Seite tanzt dir auf der Nase herum, weil sie genau weiß, dass du dich nicht wehren wirst, was auch immer sie für Spiele mit dir spielt – und sie spielt ihre Spiele.*

*Und du spürst es genau, aber du willst es nicht wahrhaben, willst es nicht anschauen, so wie du dich ja auch wirklich dazu überwinden musstest, nun mit mir in direkten Kontakt zu treten.*

*Dazu gratuliere ich dir übrigens, denn das ist wahrlich eine Leistung für dich!*

*Aber nicht nur deine dir Angetraute hintergeht dich nach Strich und Faden und macht dich zum Idioten, sondern auch deine Kollegen nützen deine Konfliktscheu aus, indem sie dir bei der Diensteinteilung nicht nur mehr*

*Arbeit aufhalsen als sich selbst, sondern auch die unangenehmeren Dienste regelmäßig dir zuteilen.*

*Nur ist eigentlich gar nicht ihnen ein Vorwurf zu machen, denn du weißt ja, letztlich bist du dafür verantwortlich, was du anderen erlaubst, mit dir zu tun. Also würde ich dir als ersten Schritt vorschlagen, zu überlegen, in welchem Lebensbereich du beginnen möchtest, Auseinandersetzungen zu konfrontieren und dich einmal durch zu beißen – was du ja ebenso wenig tust wie deine Nahrung ausreichend zu kauen.*

*Und dann trainiere diese Durchsetzung mental – mach das so lange, bis du dich sicher genug fühlst, dies auch in deinem Alltag umzusetzen! Und wie gesagt: zuerst in deiner Ehe und dann in deinem Beruf oder umgekehrt – beides gleichzeitig würde ich nicht angehen, weil dich das überfordern und eher den gegenteiligen Effekt als die gewünschte Emanzipation erzielen würde.*

*Und mein Sodbrennen soll dich immer wieder daran erinnern, dass es wieder einmal an der Zeit wäre, dich auf die Hinterbeine zu stellen – wenn du es bewusst als Hinweis erkennst, wirst du es nicht bloß mit Magen-Schonern weg dämpfen wollen. Zumindest hoffe ich das!*

*Dein Magen, froh endlich Gehör zu bekommen.*

Beim nächsten Termin erzählt Gregor von seinem Brief und rückt unruhig auf seinem Sessel hin und her – ich merke deutlich sein Unbehagen, will ihn aber nicht zu einem Outing drängen.

Wiewohl mir klar ist, dass er im Grunde genau weiß, was sein Magen da im Zusammenhang mit seiner Frau angesprochen hat, habe ich den Eindruck, er würde noch etwas Zeit brauchen, um sich diesem Konflikt stellen zu können.

Und er meint auch, er hätte sich überlegt, welchen Bereich seines Lebens er zuerst angehen und klären würde, und sei zu dem Entschluss gekommen, die berufliche Situation vorzuziehen, weil ihm die Geschichte mit seiner Frau im Augenblick doch etwas zu starker Tobak wäre – während er das erwähnt, fällt mir auf, dass er sich die Hand auf den Magen legt, wie um den Schmerz zu mildern.

Wir trainieren gemeinsam die Gespräche, die es mit seinen Kollegen zu führen gilt, und hier bei mir – in einer Art geschützten Werkstätte – geht das schon ganz gut.

Die Klopf-Akupressur, die ich ihm zeige, hilft ihm offenbar, seine Angst vor möglichen Auseinandersetzungen zu überwinden, so wird er immer sicherer in der Formulierung seiner Sichtweise und seiner Wünsche für eine faire Zusammenarbeit.

Er trainiert das auch außerhalb unserer gemeinsamen Stunden und macht offenbar gute Fortschritte. So kommt er eines Tages ganz erleichtert zu unserem Termin und berichtet, dass er nun endlich all das, was ihm in seinem beruflichen Umfeld im Magen gelegen war, geklärt habe.

Erstaunlicher Weise, so meint er erleichtert, hätte es gar keine großen Diskussionen gegeben, sondern seine Kollegen hätten ganz freundlich und verständnisvoll auf die Formulierung seiner Ansprüche reagiert und gemeint, sie hätten sich ohnehin schon lange gewundert, warum er sich denn nie zur Wehr gesetzt hätte.

Ermutigt durch dieses Ergebnis, will er sich nun auch an den nächsten Schritt – die Klärung seiner ehelichen Belastungen – heran wagen. Wieder unterstützt durch sein Klopfen und bestärkt durch seinen Magen, der ihn über seine linkshändigen Briefe durch diese wichtige Lebens-Umstellung begleitet …

## Ach, du möchtest aus der Haut fahren?

Ralf ist ein hoch sensibler und sehr emotionaler Mann – eine Kombination, die in unserer Gesellschafts-Ordnung ja nicht eben einfach zu leben ist.

In seiner Kindheit wird er von seinem Vater massiv unter Druck gesetzt und auf Leistung getrimmt, jegliche Äußerung einer Emotion ist verpönt und am besten wäre es überhaupt, er hätte gar keine Emotionen.

Da auch die Mutter unter dem Regiment des dominanten Vaters steht, ist sie nicht fähig, dem Heranwachsenden jene Wärme und Nähe zu schenken, die der kleine Ralf so dringend brauchen würde.

Ob die Neurodermitis bereits in der Kindheit aktuell war, lässt sich nicht wirklich eruieren, aber jetzt ist sie hoch virulent und beschert dem heute Erwachsenen quälende Juckattacken, während derer er sich immer wieder blutig kratzt.

Natürlich verordnen die behandelnden Ärzte ihm Kortison – und für eine Weile bringt es auch immer wieder eine gewisse Erleichterung.

Aber für Ralf ist klar, dass das auf Dauer keine Lösung ist. Er sitzt bei mir, zeigt mir seine gequälte Haut und fragt, was ich dazu meine.

Mein erster Gedanke ist, dass er offenbar aus der Haut fahren möchte – eine klassische Ausdrucksweise bei stark juckenden Haut-Erkrankungen.

Aber natürlich stellt sich die Frage: „Warum?"

Und wer könnte diese Frage besser beantworten als seine Haut selbst – so erzähle ich ihm von der Technik des Links-Schreibens und empfehle ihm, seine Haut einfach einmal nach ihren Wünschen, Beschwerden und Anregungen zu befragen.

Ralf ist Linkshänder, daher gibt es zwei Möglichkeiten für ihn: entweder er kehrt die Technik um und fragt seine Haut mit seiner linken (dominanten) Hand und lässt sie über seine rechte (nicht dominante) Hand antworten.

Oder aber er bleibt für beide Briefe bei der linken Hand, versetzt sich allerdings, ehe er die Antwort schreibt, ganz und gar in seine Haut hinein – was bei seiner außerordentlichen Sensibilität kein Problem sein dürfte.

Und wie er mir bei unserem nächsten Gespräch erzählt, wählte er diese Variante, die bei ihm gut funktioniert.

*Meine liebe und leider so malträtierte Haut!*

*Es tut mir leid, dass ich dich mit meinen Kratz-Attacken so quälen muss, aber ich kann einfach nicht anders.*

*Der Juckreiz ist so mächtig, dass ich halb wahnsinnig werde, sofern ich ihn nicht mit heftigem Kratzen beantworte – wenn ich dich dann so kratze, dass du teilweise schon blutest, wird es mir leichter.*

*Allerdings fühle ich mich danach ganz und gar nicht gut – das Kratzen gibt mir dann zwar eine körperliche Erleichterung, weil das Jucken tatsächlich weg ist, aber erstens tust du mir in deiner Verletztheit sehr, sehr leid, und zweitens belastet mich der Gedanke, dass ich einem körperlichen Symptom so ausgeliefert bin.*

*In diesen Anfällen ist es mir kaum möglich, dem Juckreiz zu widerstehen, auch wenn ich noch so sehr versuche, diszipliniert zu sein. Jemand hat mir einmal geraten, ich solle nur die Hand stark auf die juckende Stelle legen und anstatt zu kratzen, bloß Druck ausüben, aber das reicht kaum je aus.*

*Meine arme Haut, ich bitte dich, mir Hinweise zu geben, die mir helfen können, besser mit dieser Krankheit umgehen zu können.*

*Danke im Voraus und verzeih mir meinen groben Umgang mit dir, den ich wirklich nicht möchte …*

*Dein langsam schon verzweifelter Ralf*

Ohne zu zögern, schreibt Ralfs linke Hand:

*Mein lieber Ralf!*

*Erstens möchte ich dir sagen, dass ich mich über diesen direkten und liebevollen Kontakt mit dir freue.*

*Wenn du mich kratzt, ist das auch eine Art von Kontakt – aber es ist einer, den wir beide nicht mögen – aber dieser briefliche Kontakt tut mir wohl.*

*Zweitens darf ich dir sagen, dass du in deinem ersten Brief – denn ich hoffe, es wird nicht der letzte sein! – sehr viel Kluges von dir gegeben hast, auf das ich nach und nach eingehen möchte.*

*Es wird dir klar sein, dass der sich aufbauende Juckreiz und die Erleichterung nach intensivem Kratzen natürlich ein Surrogat für einen Orgasmus ist – auch dabei kommt es zum Aufbau von Spannung und dann zur Erleichterung in der Erlösung.*

*Und wir wissen beide, dass du dieses Thema nicht befriedigend ausleben kannst in deiner Ehe.*

*Deine Frau ist eine wunderbare Mutter für deine Kinder, sie ist auch eine gute Kameradin, aber sie ist nicht die lustvolle Gespielin im Bett, die du dir in deiner ausgeprägten Leidenschaftlichkeit wünschen würdest. Und meine Juckattacken sind daher unter anderem auch ein Versuch, hier Ersatz zu finden.*

*Wobei du dir dieses Bedürfnis ja nicht so gerne ein- und auch nicht wirklich zugestehst. Offenbar hast du immer noch das von deinen Eltern übernommene puritanische Denken im Hinterkopf, dass alles mit Sexualität zusammenhängende schmutzig und verwerflich ist.*

*Und genau diese Ambivalenz – auf der einen Seite der Wunsch nach Befriedigung deines starken Verlangens nach Erotik und auf der anderen Seite die Tendenz, die-*

*se Bedürfnisse zu unterdrücken – schafft die enorme Spannung, die sich dann in deinen geradezu erzwungenen Kratzattacken Erlösung verschafft – zumindest für eine Weile.*

*Ich sagte, meine Juckattacken seien auch eine Art Ersatz, denn sie sind es nicht nur.*

*Wenn du deine Haut betrachtest, dann glaubst du, dass du auf andere – und hier vor allem auf deine Frau als deine Sexualpartnerin – nicht gerade anziehend wirken kannst.*

*Das mag daran liegen, dass ihr im Hinterkopf das Gefühl habt, solche Hauterscheinungen seien ein Zeichen für latente Ansteckungsgefahr.*

*Somit hat diese Erkrankung auch eine Art Schutzfunktion in Richtung Nähe.*

*Und daraus ergibt sich eine gewisse Tragik: einerseits wünscht du dir nichts mehr als Nähe, Zärtlichkeit, liebevollen Körperkontakt – andererseits wirkt in deinem Unterbewusstsein immer noch die Programmierung durch deine Eltern nach, dass all das abzulehnen ist.*

*So schützt du dich durch etwas eher Abstoßendes gegen zu viel Nähe …*

*Das Jucken ist also ein Schrei nach Berührung.*

*Aber diese gestehst du dir von außen nicht zu, sondern du übernimmst sie selbst, um in der Öffnung anderen gegenüber ja nicht verletzt zu werden.*

*Stattdessen verletzt du dich selbst, denn wenn du dir diese Berührung selbst gibst, muss sie, um befriedigend zu sein, verletzend und schmerzhaft sein. Was zugleich ein Moment von Selbstbestrafung in sich birgt.*

*Und dieses Aufkratzen – also das Durchbrechen der körperlichen Integrität – ist wieder ein schönes Symbol für den Versuch, dich zu öffnen, aufzumachen, den Panzer zu durchbrechen.*

*Du möchtest also auch aus der Haut fahren, weil sie dich eingrenzt …*

*Das heißt, zuerst verschiebst du dein Bedürfnis nach sexueller Erfüllung von den primären Geschlechtsorganen auf die Haut (die ja in ihrem sinnlichen Empfinden ein sekundäres ist), gibst dir das, was du dir von anderen wünschen würdest, selbst – aber eben in einer ziemlich grausamen Art und Weise – und sühnst damit für die Befriedigung, weil du sie dir in Form einer einfach nur wohl tuenden Erfüllung nicht zugestehst.*

*Du erlaubst dir nicht ein zärtliches Streicheln, eine heilsame Massage oder ein warmes, duftendes Bad, sondern du löst die Spannung durch verletzendes Kratzen.*

*Daher tut es dir nach diesen Juck-und-kratz-Anfällen auch immer leid, wenn du siehst und spürst, was du angerichtet hast – natürlich nicht bewusst, sondern weil du, wie du schreibst, gar nicht anders konntest.*

*Kein sehr liebevoller Umgang mit dir selbst, nicht wahr?*

*Dann hast du auch davon gesprochen, dass du versuchst, den Juckreiz anstatt durch Kratzen nur durch Druck zu beheben – ein herrliches Symbol für den Versuch, ihn zu unterdrücken.*

*Du sprichst ja auch von Disziplinierung. Und wenn du an Unterdrückung und Disziplinierung denkst, fällt dir natürlich sofort dein Vater ein, nicht wahr?*

*Aber – und das möchte ich dir wirklich ans Herz legen!*

*Dein Vater kann dich nicht mehr wirksam unterdrücken und auch nicht mehr disziplinieren.*

*Wenn du jetzt deine Bedürfnisse unterdrückst und dort versuchst, Disziplin walten zu lassen, wo sie ganz und gar nicht angebracht ist, dann liegt das einzig und allein in deinem Ermessen, in deinem ureigensten Verantwortungsbereich.*

*Du bist als erwachsener Mann ganz und gar für dich selbst verantwortlich, du kannst entscheiden, was du dir erlaubst und was nicht.*

*Du kannst dein Leben nach deinen eigenen Überzeugungen gestalten und leben.*

*Und wenn ich schreibe leben, dann meine ich es auch so! Nicht in Form von Surrogaten, sondern unmittelbar und authentisch! LEBEN.*

*Denk einmal über all das nach und dann nehmen wir die Kommunikation wieder auf!*

*Deine Haut, die zuversichtlich in eine liebevollere gemeinsame Zukunft blickt.*

Als Ralf mir von diesem ersten und erstaunlich langen Brief seiner Haut erzählt, schmunzelt er etwas verlegen.

Ja, so bestätigt er die Aussagen seines Sorgen-Organs, sein Sexualleben könnte wahrlich befriedigender sein, aber er hätte für sich entschieden, seine ansonsten durchaus erfüllte Ehe aufrecht zu erhalten und dafür eben auf die Befriedigung dieses Lebensbereiches zu verzichten.

Er hätte, so fügt er hinzu, einige Freunde, die sich in einer ähnlichen Situation befänden, sich jedoch einfach eine Freundin zugelegt hätten, mit der sie diese Wünsche ausleben, ohne dafür ihre Ehe aufgeben zu müssen – aber diese Variante komme für ihn nicht in Frage.

Eine Einstellung, die mir gefällt, die aber das Problem nicht erleichtert. Meiner Ansicht nach ist es auf Dauer nicht gesund, einen so wichtigen Lebensbereich – wenn er einem wesentlich ist, wie das hier der Fall ist – einfach ausklammern zu wollen.

Aber ich habe stark den Eindruck, dass seine Haut ihn in eine neue Richtung leiten und begleiten wird, wenn er sich ihrer Führung anvertraut. So ermutige ich ihn, diesen neu aufgenommenen Kontakt möglichst konsequent weiter zu führen, wie seine Haut ihm ja auch angeboten hat.

Ich glaube ganz fest an eine Lösung dieser Thematik, die auch seine Frau mit einbeziehen wird. Und tatsächlich erzählt er beim nächsten Mal von der weiteren Korrespondenz mit seinem wichtigen Kontaktorgan. Seine Haut hätte ihm empfohlen, dieses Thema einmal sehr offen mit seiner Frau zu besprechen.

Dazu wäre es förderlich, für einige Tage ihren Alltag hinter sich zu lassen und sich gemeinsam in ein Wohlfühl-Ambiente zu begeben, wo sie sich zur Anregung mit Massagen verwöhnen und allerlei sinnlichen Genüssen – wie sie jetzt unter dem Terminus „Wellnessen" zusammen gefasst werden – hingeben könnten.

Seine Frage, ob seine Haut irgend eine Form von Paartherapie empfiehlt, verneint diese mit dem Argument, dass zwischen ihm und seiner Frau so außerordentlich viel Liebe fließen würde und ihre Kommunikation so gut sei, dass sie leicht selbst mit dieser Blockade fertig würden.

Wichtig sei, offen über alles zu sprechen, denn oft hegen Partner Erwartungen an die Erwartungen des oder der jeweils anderen, die gar nicht vorhanden sind, die jedoch eine Menge Stress erzeugen.

In dem Augenblick, wo beide offen und ehrlich miteinander über alles reden würden, was sie beschäftigt oder auch belastet, könnten viele Missverständnisse ausgeräumt und die Harmonie wieder hergestellt werden.

Wie sich im Laufe unserer Gespräche herausstellt, hat Ralfs Frau aufgrund seiner Zurückhaltung den Eindruck, er würde sie nicht mehr so begehren wie in ihren früheren gemeinsamen Jahren und würde sich deshalb eher zurück ziehen. Während er den Eindruck hat, sie hätte generell keine Lust mehr auf Sexualität und würde darüber hinaus Ekel vor seiner nicht sehr ansehnlichen Haut empfinden – was beides nicht stimmt, wie sich im offenen Gespräch herausstellt.

Das ist einer dieser Fälle, in denen zwei einander liebende Menschen aufgrund falscher Erwartungen Rücksicht aufeinander nehmen, die sich letztlich eher fatal auswirkt. Da beide hoch sensible Persönlichkeiten sind, haben sie bisher vermieden, dieses heikle Thema anzusprechen – keiner wollte dem anderen weh tun oder zu nahe treten, beide wollten lieber sich selbst zurück stellen, um ihre Ehe nicht zu gefährden.

Und dass diese Tatsache nun geklärt werden konnte, verdanken die beiden Ralfs Haut, die einfach Alarm geschlagen und damit die Lösung in Gang gesetzt hat.

Zwei Liebende erleben eine Art zweiten Frühling, Ralf braucht kein Kortison mehr und hat kaum mehr seine Juckattacken – und wenn, dann fragt er sogleich nach, was ansteht, und bekommt auch prompt Antwort.

Diese Antworten haben nun allerdings nichts mehr mit seiner Ehe zu tun, sondern mit Menschen, die ihm beruflich „zu nahe treten“.

Seine Dünnhäutigkeit – so fühlt es sich, wie er sagt, für ihn an – macht ihn zwar zu einem einfühlsamen Berater, zugleich aber zu einer Mimose im zuweilen etwas harten Überlebenskampf einer stark männlich dominierten Branche. Aber auch diese Antworten helfen ihm, die jeweilige Stress-Situation zu entschärfen.

So empfindet er seine Haut tatsächlich als kluge Freundin und hilfreiche Weg-Begleiterin.

## Ich ringe nach Luft!

Karoline ist seit vielen Jahren Asthmatikern.

Sie hat den Eindruck, ihre an sich oft recht bedrohliche Krankheit ganz gut mit ihrem Kortison-Spray im Griff zu haben; aber es gibt immer wieder Lebensphasen, in denen sie das Gefühl hat, ihr Asthma würde entgleisen, die Symptomatik ihr entgleiten, außer Kontrolle geraten, sie übermannen – und in einer solchen Phase kommt sie ziemlich panisch zu mir.

Auf meine Frage, was ihrem Eindruck nach diese plötzliche Verschlimmerung ausgelöst haben könnte, meint sie, es sei wohl die Katze ihres neuen Freundes.

An sich würde sie Tiere ja gern haben, aber sie gehörten eben nicht in eine Wohnung. Und wenn schon, dann Hunde, aber keine Katzen, die würden ihr ganz und gar nicht liegen.

Wie immer, wenn meinem Gefühl nach hinter den offen hörbaren Antworten weitere unbeantwortete Fragen zu lauern scheinen, empfehle ich das Links-Schreiben – so auch hier.

Was Karoline mit deutlich merkbarem Zynismus quittiert: das finde sie ziemlich absurd, denn was sollte ein Organ denn schon schreiben.

Ich merke deutlich, wie ich in ihrer Achtung auf einen ziemlich niedrigen Wert sinke, aber gerade in solchen Fällen hoffe ich immer auf ein Wunder.

Mehrmals habe ich die Erfahrung gemacht, dass gerade jene, die sich anfangs so gegen diese Methode wehren, letztlich besonders viel daraus profitieren, wenn sie sich – aus welchem Anlass auch immer – dazu entscheiden, sie doch einmal zu versuchen.

Und genau das passiert auch mit Karoline. Ihr neuer Freund, der Katzen-Liebhaber, ist ein außergewöhnlich zärtlicher Mann, der gerne schmust und kuschelt und viel körperliche Nähe mag, und anfangs spielt sie da ja auch noch mit – immerhin ist sie frisch verliebt …

Und auch in Bezug auf die Katze macht sie gute Miene zum bösen Spiel, aber bald schon melden sich ihre Bronchien mit massiven Asthma-Anfällen, die sie kaum richtig abfangen kann.

Einer dieser Anfälle versetzt sie so in Panik, dass sie sich in ihrer Verzweiflung sogar an meine Empfehlung erinnert. Sie hätte alles gemacht, so berichtet sie mir später, und erstaunlicher Weise habe sie sogar Antwort bekommen. Allerdings sei die Antwort doch sehr merkwürdig …

*Liebe Lunge,*

*es mag seltsam erscheinen, dass ich dir schreibe, aber ich habe den Eindruck, mit dem Rücken zur Wand zu stehen, und vielleicht kann mir ja doch auf diese Weise geholfen werden.*

*Ich weiß zwar nicht, wer mir da antworten soll, aber vielleicht gibt es ja doch einen Rat.*

*Ich möchte einfach verstehen, warum mein Asthma jetzt so besonders zu entgleisen droht, um eventuell Konsequenzen zu ziehen.*

*Wenn es tatsächlich so ist, dass ich diese Beziehung aufgeben muss, die mir doch vielversprechend zu sein scheint, werde ich das auch akzeptieren – aber vielleicht gibt es ja doch eine andere Möglichkeit?*

*Bitte hilf mir zu erkennen, was hier so außer Kontrolle geraten ist!*

*Deine Karoline*

Und Karolines linke Hand schreibt in einer für sie erstaunlich ebenmäßigen Schrift:

*Liebe Karoline,*

*ja, du bist tatsächlich an einem Punkt angelangt, an dem du mich nicht mehr so leicht ruhig stellen kannst, wie dir das bisher unter dem Einsatz dieses die Symptomatik bloß verschleiernden Sprays gelungen ist. Ich ringe nach Luft!!!*

*Versteh mich richtig: es ist schon sinnvoll, einen Anfall zu beenden, aber damit ist die Lösung nicht erreicht!*

*Du bist eine Frau, die sich nichts mehr wünscht, als geliebt zu werden, die sich aber schwer tut, zu lieben.*

*Und bisher hat das keine großen Probleme gemacht, denn die Männer, mit denen du bisher Beziehungen hattest, waren lange nicht so liebesfähig und vor allem auch liebesbereit wie dein neuer Gefährte, so konntest du dich rasch wieder der Nähe, die keine war, entziehen: in dein Singledasein und auf deine Berge. Dorthin, wo die Luft immer rein ist, und wo du weit über den anderen stehst.*

*Aber nun bist du an ein Du gekommen, das dir die Liebe, die du dir so wünscht, auch geben möchte, aber du kannst sie nicht annehmen.*

*Und vor allem kannst du ihn nicht so lieben, wie er es eigentlich wert wäre, und wie du selbst es dir auch wünschen würdest.*

*Merkst du nicht, dass deine Atem-Schwierigkeiten sich vor allem beim Ausatmen zeigen?*

*Du hast keinen Einatem-Krampf, sondern einen Ausatem-Krampf!*

*Du atmest mehr ein, als du ausatmest, und dann bist du so voll, so angefüllt – ohne wirklich erfüllt zu sein! – dass gar nichts mehr hinein geht.*

*Aber auch nichts mehr hinaus.*

*Du bist aufgebläht, ja, du bist aufgeblasen, aber wenn du von dem, was du im Übermaß genommen hast, wie-*

*der etwas hergeben möchtest, geht das nicht, weil sich dann meine Muskulatur verkrampft.*

*Damit möchte ich dir zeigen, dass dein Geben kein liebevolles, leichtes ist, sondern es ist krampfhaft, erzwungen – und es macht dir Angst!*

*Und es klingt mit seinem pfeifenden Geräusch immer so, als würdest du deinem Partner etwas pfeifen.*

*Und weißt du, warum du seine Katze nicht magst?*

*Weil sie für genau jene Nähe und Zärtlichkeit und Innigkeit steht, die du nicht erträgst – wiewohl du sie dir tief im Inneren eigentlich so sehr wünschst.*

*Und weißt du, was du dir im Grunde auch wünschen würdest, wozu du aber absolut unfähig bist?*

*Hingabe! Schau dir an, wie diese Katze sich hingibt, wenn sie entspannt ihren Körper räkelt.*

*Du gibst dich nicht hin, du möchtest dominieren!*

*Aber das versuchst du zu verschleiern – also dominierst du nicht direkt, sondern indem du dein Asthma einsetzt, um andere in die von dir gewünschte Richtung zu manipulieren.*

*Mit deiner ständigen Angst vor einem Anfall, mit der du andere ansteckst, übst du subtil Macht aus – und fühlst dich dabei zugleich so machtlos.*

*Ich weiß, dass diese Eröffnungen dir nicht gefallen werden – daher hast du dich wohl auch so gegen diese Methode der Sinn-Findung gewehrt.*

*Und ich kann dich gut verstehen – die Selbst-Ehrlichkeit, die nötig sein wird, um tatsächlich dieses Leiden zu beenden, mag dir nicht leicht fallen.*

*Ich kann dir das gut nachfühlen – aber ich glaube zugleich auch an dich und verspreche dir, dass wir gesunden werden, wenn du deiner Angst vor Kontrollverlust und Hingabe und Nähe ehrlich ins Auge siehst, wenn du deinen Dominanzanspruch ehrlich anerkennst und dich liebevoll darin annimmst.*

*Denn Selbst-Annahme und Selbst-Liebe sind der erste Schritt in die Richtung, Liebe auch von anderen annehmen zu können.*

*Und wenn du Liebe annehmen kannst, brauchst du nicht mehr versuchen, den Ersatzweg über die Atmung zu gehen – dann können Geben und Nehmen, Nehmen und Geben sowohl in der Atmung als auch in deinen Beziehungen in Harmonie kommen.*

*Das wird vielleicht anfangs nicht leicht werden, aber der Mann, den du an deiner Seite hast, bringt dir so viel Liebe und Toleranz entgegen, dass er dir ein wertvoller Weggefährte in Richtung Selbstehrlichkeit und Selbstannahme sein wird – mit ihm kannst du es schaffen.*

*Deine Lunge in heller Zuversicht!*

Tatsächlich ist Karoline ziemlich perplex nach diesen Ausführungen, die sie von einem anderen wohl nicht so leicht annehmen hätte können, die aber – da sie ja aus ihrem eigenen Inneren stammen – nach einer kurzen Schreck-Sekunde doch auf eine gewisse Resonanz stoßen.

Sie erzählt, dass sie diesen Brief zuerst spontan weggeworfen, ihn dann aber doch – nach einer darüber geschlafenen Nacht – wieder aus dem Papierkorb geholt und mehrmals gelesen habe.

Ja, es sei richtig: mit ihrem Asthma habe sie vieles erreicht, was ihr direkt vielleicht nicht so leicht zugekommen wäre.

Natürlich habe sie das niemals bewusst getan, aber aus heutiger Sicht wäre das sehr wohl ein Muster, das ganz gut funktioniert hätte, um andere in die gewünschte Richtung zu bewegen.

Und es wäre auch richtig, dass dieser Mann anders sei als alle anderen bisher – und dass sie sich wohl vor allem deshalb so schwer täte, diese Beziehung zu beenden, wiewohl sich ihr Leiden dadurch offenbar massiv verschlechtert hat.

Aber die hoffnungsvolle Perspektive ihrer Lunge mache ihr Mut – vor allem fände sie das, was ihr Stress-Organ zu ihrem Geliebten geschrieben hätte, so schön.

So würde sie tatsächlich danach trachten, all dem, was ihr durch diesen Brief – und vielleicht noch weitere – klar gemacht wurde, auf den Grund zu gehen.

Nötigenfalls auch mithilfe einer Psychotherapie.

## Du solltest endlich deine Zähne zeigen!

Sandras Zähne sind sehr hell und wirken fast gläsern zart, aber sie sind qualitativ schwach, und es gibt keinen einzigen Zahn in ihrem Mund, in dem sie nicht zumindest eine Plombe hat, weil sie so stark zu Karies neigt. Hinzu kommt chronisches Zahnfleisch-Bluten, das sie durch regelmäßige Mundhygiene bei ihrem Zahnarzt immer nur für eine kurze Zeit eindämmen kann. Die Zahnhälse sind extrem empfindlich, sodass sie Saures oder Salziges ebenso wenig verträgt wie Scharfes.

In jungen Jahren hat ihr der behandelnde Dentist schon prophezeit, dass sie mit dreißig keinen eigenen Zahn mehr im Mund haben würde. Immerhin ist diese Vorhersage nicht eingetroffen, aber es gibt keinen einzigen Kontrolltermin bei ihrem Zahnarzt, bei dem sie nicht die eine oder andere neue Plombe oder eine Wurzelbehandlung nötig ist, weil die Karies so weitverbreitet ist.

Weil für Sandra ein gepflegtes Äußeres besonders wichtig ist, leidet sie besonders unter dieser Problematik – sie ist Flugbegleiterin und versichert mir, dass sie ihre Zähne beim Lächeln wie eine Art Aushängeschild empfindet.

Auch ihr empfehle ich das Links-Schreiben, worauf sie sehr interessiert eingeht – sie ist generell offen für alternative Heilmethoden und freut sich über jede neue Anregung. Bei ihrem nächsten Besuch berichtet sie, was ihre Zähne ihr über ihre linke Hand verraten haben:

*Liebe Zähne,*

*ich möchte euch bitten, mir zu sagen, was hinter eurer extremen Kariesneigung und dem beängstigenden Zahnfleisch-Schwund steht, was ihr mir damit sagen wollt und was ich machen kann, um hier einem Prozess, der mich sehr unglücklich macht, Einhalt zu gebieten.*

*Und ich danke euch im Voraus für eure Bereitschaft, euer Wissen mit mir zu teilen!*

*Eure Sandra*

Nachdem sich Sandra eine Weile in ihre Zähne und ihr Zahnfleisch eingestimmt hat, schreibt ihre linke Hand:

*Liebe Sandra,*

*ja, es gibt einiges, was wir dir gerne vermitteln möchten, und du hast sehr wohl die Möglichkeit, diesen immer rascher fortschreitenden Prozess in Richtung Zahnverlust aufzuhalten.*

*Was du in deiner Frage nicht erwähnt hast, was uns aber sehr wichtig ist – man könnte sogar sagen: am Herzen liegt! – ist dein nächtliches Knirschen, das dein ohnehin schon anfälliges Zahnmaterial noch weiter schädigt.*

*Auch darauf werden wir näher eingehen …*

*Zuerst möchten wir dich anregen, dir einige auf Zähne bezogene Redewendungen in Erinnerung zu rufen – denn darin liegt schon ein großes Klärungs-Potenzial!*

*Ihr sprecht von „sich durchbeißen" und meint damit erfolgreiche Durchsetzung – die du dir viel zu oft versagst.*

*Ihr sprecht von „die Zähne zeigen" und meint damit dieses Zu-euch-selbst-Stehen, dieses Für-euch-Einstehen, das dir unmöglich scheint.*

*Ihr sprecht von „Beiß-Hemmung" und meint damit genau das, was du tagtäglich praktizierst, wenn du dich nicht wehrst.*

*Ihr sprecht von „auf dem Zahnfleisch gehen" und meint damit die totale Erschöpfung, die dir parallel zum Verlust deiner Zähne droht, wenn du nicht endlich lernst, auch einmal zu dir zu stehen, für dich einzustehen, deine Frau zu stehen.*

*Damit haben übrigens auch deine Fuß-Probleme zu tun. Auf diese Art und Weise geht enorm viel Energie verloren, weil du dich ständig zurückhältst, zurücknimmst – fast so als würdest du zugleich auf dem Gaspedal und auf der Bremse stehen.*

*Ihr sprecht von „an etwas schwer zu beißen haben" und meint damit Belastendes – und davon gibt es in deinem Leben ja einiges.*

*Ihr sprecht von „zahnlosen Reaktionen" und meint damit jemand, der wie du viel zu weich, viel zu nachgiebig ist.*

*Ihr sprecht davon, dass jemand oder etwas „zum anbeißen" ist und meint damit ein köstlich zubereitetes Essen, aber auch einen potenziellen Geschlechtspartner oder eine Partnerin.*

*Offenbar hast du den Eindruck, du wärst das eher, wenn du dich nicht so zeigst, wie du in Wahrheit bist – ja, du verstellst dich.*

*Ihr sprecht davon, jemandem „auf den Zahn zu fühlen", um zu erkennen, wie er das, was er sagt, auch wirklich meint – da wird man sich bei dir schwer tun.*

*Deine Masken sind sehr dicht.*

*Aber ihr sprecht auch davon, dass jemand „rasch anbeißt", wenn er sich rasch entscheiden kann – was man dir ja auch nicht unbedingt nachsagen kann.*

*Einfach weil es immer viel zu viel abzuwägen gilt und vor allem weil du zögerst, deinen eigenen Weg zu gehen – weil du immer zuerst auf andere Rücksicht nimmst …*

*Ihr sprecht von „bissigen Menschen", was man dir sicher auch nicht gerade nachsagen kann.*

*Und du kennst sicher den Ausspruch „einem geschenkten Gaul schaut man nicht ins Maul", womit angesprochen wird, dass man am Zustand der Zähne das Alter und die Vitalität erkennen kann – und dies nicht nur bei Pferden! Deine Zähne wirken viel älter als du.*

*Und du treibst Raubbau mit deinen Energien, hältst sie in einem viel zu engen Korsett von Überzeugungen, was „man" tun darf und was nicht, gefangen – und du schädigst damit deine Vitalität.*

*Es ist gut und schön, sanftmütig zu sein, es ist gut und schön, Harmonie zu suchen, es ist gut und schön, die Sichtweise anderer in Betracht zu ziehen und immer schön abzuwägen – aber es gibt eine Grenze zum Ungesunden, die du tagtäglich und in allen Lebensbereichen überschreitest.*

*Auf diese Weise erlaubst du anderen, deine gesunden Grenzen zu überschreiten, in deinen Lebensraum einzubrechen, dich zu überrennen.*

*Ja, du lässt dir viel zu viel gefallen, akzeptierst es – zwar „zähneknirschend" –, aber du lässt es zu, anstatt endlich einmal aufrecht für dich einzustehen.*

*Ihr sprecht von „die Zähne zusammen beißen" und meint damit, sich und die eigenen spontanen Reaktionen zurückzuhalten, sich unter strengster Kontrolle zu haben – und das ist genau das, was du tagtäglich tust.*

*Und dann musst du nachts mit den Zähnen knirschen, um die Aggressionen, die dieses viel zu weiche, ja „zahnlose" Verhalten in dir auslöst, abzubauen – und damit auch gleich die Zähne, denn im Knirschen wird auf Dauer ja nach und nach Zahnmaterial abgeschliffen.*

*Das heißt, dein nächtliches Knirschen ist zugleich auch der unbewusste Versuch, dich deiner Zähne, die für jene Aggression stehen, zu entledigen – eine Aggression, die du kategorisch ablehnst und die du nie nach außen zu leben wagst …*

*Aber das kommt einer sinnlosen Kastration gleich, denn Aggression ist eine Form von Energie, und die lässt sich nicht abschaffen – so lenkst du sie nur um und richtest sie einfach gegen dich selbst.*

*Versteh uns Recht, es geht nicht darum, dass du jetzt zu einem anderen Menschen wirst – du wirst und sollst keine aggressive und bissige Person werden, das würde nicht zu dir passen!*

*Aber es gibt ein gesundes Mittelmaß, das wir uns wünschen würden: steh etwas mehr für dich ein, lebe dich, denn dazu bist du hier!*

*Du hast wie jeder Mensch ein Potenzial mitbekommen, das zu entfalten dein Lebenssinn ist – aber das wird dir nicht gelingen, wenn du dich immer so „zahnlos“ gibst, wenn du dich nicht „durch beißt“, wenn du nie „die Zähne zeigst“.*

*Und wenn du nicht ganz und gar du selbst bist.*

*Wenn du das jedoch täglich ein bisschen besser lernst – und dazu wollen wir dich anregen! –, wenn du nun mehr und mehr „zu dir stehst“ und – warum nicht? – auch ein wenig mehr „auf dich stehst“, werden auch deine Probleme in den Füssen verschwinden.*

*Das lassen dir deine Füße mit besten Grüßen ausrichten!*

*Deine Zähne*

Tatsächlich hat Sandra auch Probleme mit den Füßen, für die es anscheinend keine medizinisch befriedigende Erklärung gibt. Immer wieder hat sie Schmerzen in den Mittelfußknochen, die sie auf ihren meist stehenden Beruf als Flugbegleiterin zurückführt.

Aber bisher war ihr der Zusammenhang mit ihren schlechten Zähnen nicht klar – nun wurde ihr durch diesen Brief ihrer Zähne ein großes Aha-Erlebnis zuteil.

Und sie ist fest entschlossen, innerhalb des ihr möglichen Rahmens ein wenig mehr für sich einzustehen und die ohnehin gerade anstehenden Entscheidungen auch konsequent zu treffen.

Und dann auch souverän durchzusetzen!

So wirkt sie aufrechter, als ich sie kennen gelernt habe, und freut sich sichtlich über diese neue Entwicklung.

## Ich muss mich so viel giften!

Marina ist Mutter dreier pubertierender Kinder und Ehefrau eines nicht ganz einfachen Mannes.

Sie hätte nach der Geburt des ersten Kindes ihren eigenen Beruf für die Familie aufgegeben und dann kam gleich das zweite und nach einer größeren Pause das dritte, sodass an einen Widereinstieg einfach nicht mehr zu denken war.

Und sie macht in unserem ersten Gespräch kein Hehl daraus, dass sie ziemlich unter dieser Situation leidet.

Einerseits hat sie den Eindruck, dass sie überhaupt nicht mehr zu sich selbst kommt, andererseits fühlt sie sich ständig wie zwischen zwei Fronten.

Ihr Mann kann mit den halbwüchsigen Söhnen noch weniger umgehen als mit dem Vollbild der Pubertät seiner Tochter.

Sie ist sein Liebling, daher darf sie sich weit mehr leisten, als ihre Brüder, aber auch sie lotet regelmäßig ihre Grenzen bei ihm aus.

Und auch die beiden Burschen legen es offenbar an, den überforderten Vater aus der Reserve zu locken, vor allem weil sie unter der offensichtlichen Ungerechtigkeit in der Bevorzugung ihrer Schwester leiden.

So ist Marina ständig damit beschäftigt auszugleichen, Krisen zu lösen, drohende Explosionen abzuwenden und Streitigkeiten zu schlichten, um gegenseitiges Verständnis zu buhlen – und bleibt selbst dabei auf der Strecke.

Ihren eigenen Ärger muss sie tunlichst zurück halten, was ihr umso schwerer fällt, als sie von Natur aus ein ziemlich extrovertierter und cholerischer Mensch ist.

Wie gern würde sie Gift und Galle spucken, auch einmal schreien, explodieren – aber all das versagt sie sich, schluckt den Ärger in sich hinein, um nicht zusätzlich noch Öl ins Feuer zu gießen.

Immer wieder hat sie merkwürdige Schmerzen im Oberbauch, denkt erst, es sei der Magen, der da nicht mehr mitspielen möchte.

Aber als es dann einmal zur ersten schweren Gallenkolik kommt und sie von ihrer nun ziemlich besorgten Familie ins Krankenhaus gebracht wird, findet sich im Ultraschallbild eine sogenannte Steingalle.

Die Gallenblase ist ausgefüllt mit Gallensteinen, deren sich einer offenbar auf den Weg gemacht und den Gallengang verstopft hat, was die Kolik ausgelöst hat.

Heutzutage ist eine Gallenblasen-Operation eine Kleinigkeit, die meist endoskopisch durchgeführt wird und nach der bloß einige kleine Narben zurück bleiben.

Marina ist nur wenige Tage im Krankenhaus – während derer ihre Lieben erstmals bewusst erkennen, wie wertvoll dieses Familienmitglied ist, das sie normaler Weise eher als Nutzgegenstand sehen.

Und sie nehmen sich vor, diese neue Einsicht in Zukunft umzusetzen, aber ... na ja, wir wissen ja, wie das mit den guten Vorsätzen ist und dies nicht nur zu Silvester.

Nicht lange nach diesem Zwischenfall ist der Familienalltag wieder eingekehrt und alles ist beim Alten.

Ich erzähle Marina von der Möglichkeit einer neuerlichen Steinbildung, auch wenn keine Gallenblase mehr da ist, dann allerdings in den Gallengängen, was noch gefährlicher sein kann.

Und ich rate ihr, ihr Verhalten und ihre Familien-Situation neu zu überdenken – sinnvoller Weise unter Miteinbeziehung ihrer Gallenblase und ihrer Leber, in der ja die Gallenflüssigkeit gebildet wird.

Sie spürt den massiven inneren Druck, kann daher meine Argumente gut annehmen – und sie schreibt tatsächlich einen Brief an diese Organe, deren eines ja gar nicht mehr körperlich vorhanden ist.

Und wiewohl sie anfangs zweifelt, bekommt sie prompt Antworten. Antworten, die sie sich zwar in ähnlicher Form erwartet hätte – dennoch setzt dieser intensive Austausch mit ihrem Körper etwas in Gang.

*Liebe Gallenblase, die du nicht mehr da bist, liebe Leber!*

*Ich greife diesen Vorschlag gerne auf und wende mich mit der Bitte um Hinweise an euch, wie ich mein Leben verändern kann, das ich so einfach nicht mehr ertrage.*

*Ich nehme an, ihr werdet mir sagen, ich solle meinen Ärger nicht mehr in mich hinein fressen, sondern lieber mal Gift und Galle spucken, aber damit wird es wohl nicht getan sein.*

*Ich habe den Eindruck, da braucht es eine umfassendere Änderung in meinem Leben.*

*Was meint ihr dazu?*

*Danke im Vorhinein für eure Anregungen!*

*Eure Marina*

Zu Marinas großem Erstaunen schreibt ihre linke Hand tatsächlich:

*Liebe Marina,*

*ich, deine Gallenblase, finde es sehr klug, dass du mich ansprichst, wiewohl ich auf materieller Ebene nicht mehr da bin.*

*Aber es gibt mich nach wie vor in deinem Energiefeld.*

*Und wenn ich dir bestätige, dass nun eine wesentliche Lebensänderung für dich ansteht, dann spreche ich auch in Namen deiner Leber.*

*Wenn solche im wahrsten Sinne des Wortes einschneidenden Ereignisse stattfinden wie eine Operation, dann ist da schon eine wichtige Botschaft dahinter, und es ist schön, dass du das auch erkannt hast.*

*Es ist klar, dass es nicht darum geht, deine Familie zu opfern, aber es kann auf Dauer auch nicht so sein, dass du dich für deine Familie aufopferst.*

*Die Kinder sind groß genug, um sie nun mehr und mehr abzunabeln.*

*Und es ist zwar löblich, dass du deinen Mann tunlichst schonen möchtest und die pubertären Spitzen abfängst, aber es sind auch seine Kinder.*

*Und auch er kann und soll aus diesen Konfrontationen etwas lernen und profitieren, wenn du nicht alles abfängst und all das von ihm abhältst, was ihn auch nur irgendwie ärgern könnte.*

*All diesen Ärger hast du bisher auf dich genommen und in mich hinein gefressen – und ich musste mich so viel giften und hab aus diesem Ärger Steine gemacht –, aber diese Zeit ist vorbei!*

*Wir wollen das Bisherige nicht verurteilen, sondern es geht nun darum, ein neues Drehbuch für deine Zukunft zu schreiben.*

*Und in diesem neuen Drehbuch wirst du nun wieder eine tragendere Rolle spielen – und zwar tragend nicht mehr in dem Sinne als du alle auf deinen Schultern trägst, wie das bisher der Fall war, sondern tragend in dem Sinne, als du wieder die Hauptrolle in deinem eigenen Leben spielen darfst und sollst.*

*Du weißt, wie wichtig es dir wäre, wieder zu arbeiten, und das wird nun fällig – und um dies möglich zu machen, wird es einerseits gelten, deine Kinder mit deinem Mann zu teilen, und das meine ich ernst.*

*Und andererseits darfst du nun lernen, zu delegieren.*

*Lass auch anderen die Chance, sich zu bewähren!*

*Wenn deine Tochter dir an den Kopf wirft, du seist ein Kontrollfreak, dann hat sie das irgendwo aufgeschnappt und verwendet es, ohne recht zu wissen, was das heißt. Dennoch hat sie bis zu einem gewissen Grad Recht.*

*Lass deinen Perfektionismus los – stell dir vor, er hätte seinen Sitz in mir, deiner Gallenblase, gehabt und wäre nun gemeinsam mit mir aus deinem Körper entfernt worden!*

*Erinnere dich an den Gedanken „Perfektion hindert Exzellenz", der dir so gefallen hat.*

*Also lassen wir am besten unseren Perfektionismus auf unserem Weg zurück und widmen wir uns der Exzellenz, nicht wahr?*

*Und zwar sowohl im familiären Umfeld als auch in deiner neuen Arbeit!*

*Lass es fließen, liebe Marina, dann kann auch die Galle frei aus deiner Leber in deinen Darm fließen, um dich bei der Verdauung von schwer Verdaulichem zu unterstützen!*

*Und lass ruhig auch mal deinen Ärger fließen – wenn du das rechtzeitig tust, dann wird es nie so schlimm sein, wie wenn du ihn lange in dich hinein frisst und aufstaust – wir wollen keinen Stau mehr!*

*Lass es fließen, das ist unsere Botschaft!*

*Deine Gallenblase – posthum – auch im Namen deiner Leber!*

Marina ist überrascht von dieser Antwort, fühlt sich dabei aber sehr wohl.

## Ich hasse mich

Christine ist eine junge Frau mit Magersucht, die nicht von selbst zu mir kommt, sondern von ihrer besorgten Mutter geschickt wird.

Sie zeigt auch nicht viel Einsicht in ihre Krankheit und als ich ihr nach einem eher unergiebigen Gespräch die Methode des Links-Schreibens ans Herz lege, schaut sie mich mit einem Blick an, der mich sofort im Boden versinken lassen würde…

… wüsste ich nicht, was hinter diesem Zynismus und der versteckten Aggression steckt: ein verwundetes Inneres Kind, das sich nichts sehnlicher wünscht, als liebevoll genährt zu werden und zu leben.

Aber dieser Lebenshunger wird der kleinen Christine verwehrt, indem die große Christine sich praktisch jegliche materielle Nahrung versagt.

Ab und zu hat sie Attacken von Heißhunger, denen sie auch insgeheim nachgeht, aber all das, was sie da an Unmengen in sich hinein schlingt, wird sofort wieder erbrochen.

Den Mangel an materieller Nahrung scheint dieses Mädchen mit dem ausgemergelten Körper und den wunderschönen riesengroßen, ausdrucksstarken Rehaugen mit den nicht enden wollenden Wimpern und diesem mich jedes Mal von neuem zutiefst berührenden Ausdruck von Weltschmerz mit geistiger Nahrung zu kompensieren.

Sie liest, ja sie verschlingt Bücher wie andere Fastfood.

Und dieser Wissenshunger – dieses unbedingt Alles-wissen-Wollen –dürfte wohl auch der Grund sein, dass sie trotz aller Skepsis mir gegenüber, die sie nie und nimmer von sich aus konsultiert hätte, das Links-Schreiben versucht.

Und wie bei einigen anderen auch, denen ich diese Methode ans Herz gelegt habe, und die anfangs extrem skeptisch reagiert haben, entwickelt sich bei Christine ein spannender Dialog …

*Hallo Körper!*

*Eine interessante Technik könnte das sein, also warum nicht?*

*Man möchte mir weiß machen, ich sei krank, schwer krank sogar, meint meine Mutter, und man versucht mit allen Mitteln, Nahrung in mich hinein zu stopfen, nach der ich keinerlei Bedürfnis habe.*

*Und wiewohl man mir immer wieder versichert, ich könne ohne Nahrung nicht leben, lebe ich immer noch – nicht wirklich gerne, aber ich leiste hier so etwas wie Dienst nach Vorschrift.*

*Ich wurde geboren, ohne danach zu verlangen, ich wurde aufgezogen, ohne das eigentlich zu wollen, und ich werde jetzt von Arzt zu Arzt, von Naturheiler zu Naturheiler, von Beratung zu Beratung, von Pontius zu Pilatus geschleppt, wobei ich eher den Eindruck habe, jene, die nicht mit meinem So-Sein umgehen können, hätten das Problem und seien in Wahrheit krank.*

*Dennoch frage ich mich – und jetzt auch dich – was ist dran an meinem Anders-Sein, das ich eher als Besonders-Sein empfinde?*

*Denn dass ich anders bin als andere, das ist mir klar – nur empfinde ich das eher als etwas Besonderes und fühle mich ganz und gar nicht krank!*

*Und eigentlich mag ich dich nicht besonders, aber das weißt du ja. Dennoch: gibt es irgendetwas, was du mir mitteilen möchtest?*

*Christine*

Christines linke Hand schreibt, und sie selbst schwankt zwischen Skepsis und Faszination:

*Liebe Christine,*

*ich weiß schon, dass du das Wort „liebe" in meiner Anrede nicht magst, und ich fühle auch deine ablehnende Haltung mir und meinen Bedürfnissen gegenüber, dennoch schreibe ich es bewusst – denn damit komme ich gleich direkt und ohne Ausschweife zum Zentrum unseres Problems.*

*Du hast Recht: was krank ist und was nicht, ist immer Ansichts-Sache. Und du hast auch Recht, wenn du meinst, dass das Problem, das andere mit dir haben, letztlich ihr Problem ist.*

*Dennoch – auch du hast ein Problem, richtiger ausgedrückt: auch wir haben ein Problem.*

*Und auf das gehe ich gerne ein, wenn du es zulässt und deine linke Hand tatsächlich schreiben lässt! In dem Wort „Problem" steckt die Vorsilbe „pro" drin, die ja „für" heißt, also sehen wir das ganze positiver.*

*Ich sehe unser Problem nicht so sehr in deiner Nahrungs-Karenz, denn wie du weißt, gibt es mittlerweile mehr und mehr Menschen, die unter dem Begriff „Lichtnahrung" keine feste Nahrung mehr zu sich nehmen und nur mehr von Prana – also reiner Lebensenergie – leben. Allerdings nehmen diese Menschen bewusst kosmische Energie in sich auf und nähren sich liebevoll davon, was bei dir ja nicht der Fall ist.*

*Dein Thema ist die Nahrungs-Karenz im Sinne eines bewussten Entzuges: du entziehst beziehungsweise versagst dir – und damit mir, deinem ungeliebten Körper – die Aufnahme von Nahrung auf der körperlichen Ebene, während du dich interessanter Weise mental reichlich nährst.*

*Du frisst Bücher, wie andere Fleisch fressen, und du wünscht dir reine Vergeistigung und Reinheit im Geistigen.*

*Du verachtest das Körperliche und möchtest dich davon abheben! Und am liebsten würdest du überhaupt diesen Körper ablegen …*

*Und der Grund dahinter ist das eigentliche Thema, auf das ich gern eingehe.*

*Daher bin ich froh, dass du dich – wenn auch vor allem aus Neugierde und weil du meinst, Wissen sei Macht – zu dieser Korrespondenz entschieden hast.*

*Der Grund für dein Versagen – und ich meine jetzt nicht, dass du versagst, sondern dass du dir etwas versagst! – liegt in deinem Mangel an Selbstliebe! Hier liegt die Blockade.*

*Du bist als Frau geboren und möchtest nicht Frau sein! Daher sind auch kaum mehr weibliche Geschlechtsmerkmale an dir erkennbar und daher hast du auch keinen weiblichen Zyklus, weil du all das in dir unterdrückst.*

*All das ist dir zu niedrig – und schmutzig auch … und es ist nicht nur so, dass du dich nicht liebst, sondern es geht noch viel weiter: du hasst dich!*

*Du hasst dich selbst – und hier vor allem mich, deinen Körper! – und du tust es vor allem in deinem Frau-Sein.*

*Das ist der Grund für deine abstinente Askese.*

*In deiner Weiblichkeit erkennst du das Mütterliche, Erdige, das dir ein absoluter Graus ist.*

*Und auch das Wässrige – deine Emotionen – muss absolut unterdrückt werden.*

*Was du zulässt, sind die luftigen Höhen, das reine Geistige, die Abgehobenheit – du nennst es deine Besonderheit.*

*Und auch das Feurige darf sein: dein brennender Ehrgeiz, dein leidenschaftliches Brennen für die Idee der Askese in Richtung Vergeistigung …*

*Und doch lebt in dir ein wundervolles kleines Mädchen, das sich nichts mehr wünscht, als in den Arm genommen und geliebt zu werden – aber das wird ihr versagt.*

*Und manchmal bricht dieses kleine Wesen durch und verschafft sich dieses Genährt-Werden, nach dem es sich so sehr sehnt.*

*Es sehnt sich zwar nach emotionaler Nahrung in Form von Liebe, aber wenn es diese schon nicht bekommen kann, dann verschafft es sich wenigstens materielle Nahrung, indem es eine kaum bezwingbare Gier in dir auslöst, die dich überwältigend in eine unbändige Fressattacke katapultiert.*

*Dann kannst du – die sonst so extrem diszipliniert ist in ihrer beinharten Askese – gar nicht mehr anders, als wie unter Zwang alles Genießbare in dich hinein zu stopfen, was dir zugänglich ist … natürlich ohne es tatsächlich zu genießen.*

*Denn Genuss lehnst du ab! So vertieft jede deiner Fressorgien deinen Selbsthass noch weiter.*

*Diese Gier nach Leben gestehst du dir weder ein noch zu – so bestrafst du dich, indem du all das wieder aus dir heraus kotzt … einfach weil du dich zum kotzen findest!*

*Ja, du findest deine Lebendigkeit, deinen Lebenshunger einfach zum kotzen!*

*Diese Ambivalenz zwischen deinem Selbsthass auf der einen und deinem Lebenshunger auf der anderen Seite ist dein eigentliches Thema!*

*Was meinst du dazu?*

*Dein ungeliebter Körper*

Christine ist mehr und mehr fasziniert von dem, was da aus ihr heraus fließt – woher auch immer es kommen mag.

Dieses neue Gegenüber scheint ihr tatsächlich ein interessanter Dialog-Partner zu sein, wenn sie auch nicht mit allem einverstanden ist, was da auf sie zu kommt, so reagiert sie etwas trotzig:

*Hallo Körper,*

*du scheinst erstaunlich klug – woher auch immer diese Antworten kommen mögen.*

*Ja, es mag sein, dass es da noch Reste von Lebenshunger in mir gibt, aber auch diese werde ich ausmerzen!*

*Ja, ich hasse dieses Leben und ich hasse vor allem dich, der mich so in der Erdenschwere gefangen hält, der mich immer wieder auf den Boden zwingt, der mich terrorisiert und mit all seinen ausufernden Bedürfnissen tyrannisiert.*

*Und ja, ich hasse mich!*

*Christine*

Mit einer geradezu engelhaften Geduld, die Christine erstaunt, antwortet ihr Körper:

*Meine liebe Christine,*

*gibt es irgendetwas, das du nicht hasst?*

*Gibt es irgendjemand, den du nicht hasst?*

*Gibt es vielleicht sogar irgendetwas, das du liebst?*

*Und gibt es möglicher Weise sogar jemand, den du liebst?*

*Liebevoll fragend dein Körper …*

Und nach und nach entspinnt sich ein angeregter Dialog:

*Christine: Nein, Körper, da fällt mir nichts ein!*

*Körper: Denk einfach nach, Christine … das muss ja niemand aus deinem Umfeld sein … vielleicht ein Autor, den du besonders schätzt?*

*Christine: Ach ja, das gibt es wohl – es gibt Autoren, die ich schätze – aber lieben würde ich das nicht nennen!*

*Körper: Nun, meine liebe Christine, schätzen – wertschätzen – ist ja schon ein guter Schritt in die richtige Richtung! Es gibt also Autoren, denen du Wertschätzung entgegen bringst?*

*Christine: Ja, die gibt es! Aber sie leben alle nicht mehr!*

*Körper: Das heißt, Wertschätzung ist jedenfalls an Transzendenz gebunden? Daran, nicht mehr am Leben zu sein?*

*Christine: Ja, so könntest du es sehen. So lange jemand hier im Leben gefangen ist, ist er kaum wertzuschätzen …*

*Körper: Ach für dich ist leben gleichbedeutend mit gefangen sein?*

*Christine: Jawohl, das ist es!*

*Körper: Endet das, was für dich leben = gefangen sein ist, mit dem Tod?*

*Christine: Natürlich, blöde Frage!*

*Körper: Könntest du dir auch vorstellen, dass es so etwas wie ein Weiterleben nach dem physischen Ende gibt?*

*Christine: Nicht in der Form, die ich so ablehne, nicht in deiner Form!*

*Körper: Aber, meine liebe Christine, als die von dir geschätzten Autoren all das geschrieben haben, womit sie dich so ansprechen, und wofür du sie wertschätzt, waren sie sehr wohl körperlich am Leben.*

*Auch wenn sie jetzt nicht mehr in ihrem Körper sind, waren sie das, sonst hätten sie nämlich keine Bücher schreiben können.*

*Und sie haben innerhalb ihrer Körperlichkeit dich und viele andere mit Wissen, Erkenntnissen, Erfahrungen, Einsichten, vielleicht sogar mit Weisheit beschenkt – was sagst du dazu?*

*Hättest du sie also nicht sehr wohl auch schätzen können, wenn du sie nicht erst posthum kennen gelernt hättest?*

*Christine: Körper, du bist ungut! Deine Argumentation ist hinterfotzig, ich weiß schon, warum ich dich nicht mag … ich frage mich, warum du mich unbedingt dazu bringen möchtest, irgendjemand zu lieben?*

*Körper: Weil, meine liebe Christine, das vielleicht ein Weg wäre, dich selbst lieben zu lernen. Ich möchte dich einfach davon überzeugen, dass du wertvoll bist!*

*Du gibst so viel, du bist ein sehr soziales Wesen, setzt dich für andere ein, kämpfst für Gerechtigkeit, besonders für die Schwachen, Benachteiligten!*

*Du verwöhnst andere, opferst dich geradezu auf – und all das machst du, ohne die Nutznießer deines Einsatzes zu lieben?*

*Christine: Ja, das kommt aus meinem Verantwortungsbewusstsein – wenn ich schon hier leben muss, dann möchte ich wenigstens einiges leisten!*

*Körper: Und du leistest es für andere, nicht wahr? Und du leistest es, ohne sie dessen wert zu schätzen?*

*Christine: Ich sage es ja, du bist widerlich, Körper! Ich mache diese Dinge aus Pflichtbewusstsein, nicht weil ich irgendjemand wertschätze! Und frag mich jetzt nicht, warum ich es tu …*

*Körper: Und wie wäre es, meine liebe Christine, wenn jemand etwas für dich tun wollte?*

*Christine: Das will ich ganz und gar nicht! Ich will nicht abhängig werden von irgendjemandem! Und ich brauche auch niemanden! Ich leiste hier mein Ding und zieh mich dann wieder zurück …*

*Körper: Und dieses „dein Ding leisten", liebe Christine, geht nur in Verachtung, in Ablehnung, in Zurückweisung – vor allem deiner selbst?*

*Christine: Ja, so bleibe ich wenigstens nirgends haften und kann jederzeit gehen – ich brauche keine Bindung!*

*Körper: Warum, Christine?*

*Christine: Weil das verpflichtet!*

*Körper: Aber sagtest du nicht, dass du all das aus reinem Pflichtgefühl tust? Wenn du Pflichtgefühl empfindest, wiewohl du dich nicht gebunden fühlst, dann könntest du ja gleich eine Verbindung eingehen – was wäre da anders?*

*Christine: Ich hasse dich!!!*

*Körper: Langsam bin ich mir da gar nicht mehr so sicher … vielleicht glaubst du das nur …*

*Christine: Jedenfalls will ich dich hassen!*

*Körper: Das kommt schon eher hin … und weißt du was? Ich liebe dich! Und ich finde es schön, dass wir uns nun auf dieser Ebene austauschen können!*

*Dafür verspreche ich dir, dass ich dich nun nicht mehr mit den von dir so gefürchteten Fressattacken quälen werde!*

*Wenn du mir zuhörst, brauche ich diese Hilferufe ja nicht mehr …*

Christine kommuniziert nun regelmäßig über das zweihändige Schreiben mit ihrem Körper und der anfänglich eher herbe Ton weicht nach und nach einem eher kameradschaftlichen Umgang.

Wie ihr Körper ihr versprochen hat, gibt es keine Fress-Attacken mehr.

Dadurch baut Christine ein neues Vertrauens-Verhältnis zu ihm auf, was sie merkbar entspannt – denn es war wohl vor allem dieses extreme Misstrauen ihrem Körper gegenüber und die geradezu panische Angst vor diesen scheinbar unausweichlichen Fress-Orgien, die sie ständig wie auf der Lauer sein ließ.

Beim Thema Liebe sind sie immer noch verschiedener Ansicht, aber nach und nach lässt Christine zumindest gelten, dass Wertschätzung durchaus nicht erst posthum gewährt werden kann – anderen Menschen.

Bei sich selbst ist sie da noch sehr zögerlich, aber ihr Körper scheint zuversichtlich zu sein.

## Ich kann das einfach nicht mehr hören!

Herman ist ein sensibler Jugendlicher, der sehr unter den massiven Spannungen zwischen seinen Eltern leidet.

Vor allem ihre lautstarken Streitereien empfindet er als quälend, da er – wie er mir in dem Gespräch, zu dem ihn seine Mutter zu mir bringt, erzählt – stark den Eindruck hat, es läge an ihm und er sei schuld an den vor allem verbalen Angriffen; die aber durchaus auch immer wieder mal in Tätlichkeiten ausufern.

Seine Mutter ist nur zu Beginn unserer Zusammenkunft dabei und erzählt, dass ihr Sohn sich auch vor seinem Hörsturz schon immer wieder die Ohren zugehalten hat, wenn es – wie sie es formuliert – „kleine Auseinandersetzungen“ mit ihrem Mann gab.

Sie hätte das nie verstanden, denn für sie seien diese kleinen Diskussionen nicht weiter schlimm. So kann sie auch nicht ganz nachvollziehen, dass die Symptomatik ihres Sohnes damit in Zusammenhang stehen könnte.

So etwas sei doch völlig normal und würde in jeder Ehe vorkommen.

Während sie ihre Sichtweise darstellt, kann ich beobachten, wie Herman sich mit einem ganz feinen Lächeln in sich selbst verzieht – ja, so wirkt er auf mich: auf Rückzug.

Er verzieht sich mit einer Spur von Ironie in seine eigene Abgeschlossenheit, wie in ein inneres Refugium, und genau das scheint mir auch sein Hörsturz anzuzeigen.

Und als ich mit ihm alleine bin, weil seine Mutter noch einige Besorgungen machen möchte, und ihn vorsichtig darauf anspreche, lächelt er mir offen entgegen und meint, es sei für ihn eigentlich ohnehin angenehmer so.

Mir fällt auch auf, dass er sich praktisch in dem Augenblick, wo seine Mutter den Raum verlässt, entspannt – ganz so, als müsse er jetzt nicht mehr auf der Hut sein –, wiewohl sein Vater ja gar nicht dabei ist.

Offenbar gibt es also auch Schreiereien, wenn seine Mutter mit ihm nicht zurande kommt.

Ein Wenig wundert mich diese augenblickliche Entspannung, als wir alleine sind – immerhin bin ich für ihn ja doch eine vollkommen fremde Person.

Aber scheinbar hat er das Gefühl, mir vertrauen zu können, was mich natürlich freut.

Und es lässt mich hoffen, dass er so auch bereit ist das Links-Schreiben zu versuchen, das ich ihm zur weiteren Klärung seines Hörsturzes empfehle.

Ich versichere ihm, dass ich gut verstehen kann, dass ihm dieses zumindest einseitige Nicht-hören-Müssen zuweilen recht angenehm ist, dennoch versuche ich, ihn darauf hinzuweisen, dass er eines Tages ein eigenes Leben leben wird und dann wohl froh sein dürfte, wenn er wieder gut hören kann.

Das sieht er genauso – er ist nicht nur ein sehr sensibler Bursche sondern offenbar auch hoch intelligent –, aber dennoch scheint im Augenblick der Leidensdruck durch die explosive Atmosphäre daheim größer zu sein als eine eventuell spätere Einschränkung.

Abgesehen davon scheint er mir recht zuversichtlich zu sein, dass sein Gehör dann, wenn er es wieder brauchen kann, wiederkehrt.

Und wenn ich dessen aus medizinischer Sicht auch nicht ganz so sicher bin wie er, wirkt seine Zuversicht direkt ansteckend auf mich.

Warum sollte etwas, was nicht ganz konform geht mit dem gängigen medizinischen Wissen, nicht doch möglich sein?

Meine Akzeptanz scheint ihm sehr wohl zu tun – sieht ganz so aus, als wäre er solches von daheim nicht gewöhnt –, und so hört er aufmerksam zu, als ich ihm meine Methode erkläre; und ist auch bereit, die beiden Varianten, die ihm als Linkshänder zur Verfügung stehen, zu versuchen.

Am liebsten, so meint er, würde er das gleich jetzt versuchen!

*Hi, rechtes Ohr, wie gefällt es dir, wenn ich dir schreibe und mich so mit dir unterhalte, obwohl du derzeit nicht hören kannst?*

*Wärst du bereit, mir ein paar Fragen zu beantworten?*

*Und über welche Hand möchtest du das tun?*

*Ich bin sehr neugierig, ob das funktioniert!*

*Dein Herman*

Und den jugendlichen Ton aufgreifend schreibt seine rechte Hand:

*Hi, lieber Herman,*

*das gefällt mir sehr gut!*

*Und ich bin bereit, dir sowohl über deine rechte als auch über deine linke Hand zu antworten, es ist mir wirklich egal, also gleich gültig!*

*Aber du kannst es ja mit beiden Händen versuchen und schauen, ob ich dir da etwas anderes schreibe, und welche Antworten dir besser gefallen …*

*Dein rechtes Ohr*

Herman findet sichtlich Spaß an dieser Methode und schreibt lächelnd:

*Hi, liebes Ohr!*

*Das finde ich sehr spannend, vor allem bin ich jetzt wirklich neugierig, ob bei den beiden Händen etwas anderes herauskommt!*

*Zuerst möchte ich dich fragen, warum du nach außen nicht mehr hören möchtest – ich ahne zwar, worum es geht, aber vielleicht hast du noch zusätzliche interessante Informationen für mich?*

*Dein Herman*

Und nun versucht er es mit der linken Hand:

*Mein lieber Herman!*

*Jemand, der gut hören kann, hat ein offenes Ohr – und ich bin nicht mehr offen für das, was deine Eltern miteinander aufführen, denn das geht uns eigentlich nichts an.*

*Das ist einzig und allein ihre Angelegenheit, und mein Hörsturz hat – wie du ja selbst richtig erkannt hast – eine Art vorübergehende Schutzfunktion.*

*Ja, du hast Recht, wenn du zuversichtlich bist, dass dich dein Nicht-hören-Können nur so lange schützt, wie du es brauchst.*

*Dennoch finde ich es gut, dass du dich an mich wendest und freue mich auf unseren Austausch über deine beiden Hände.*

*Was ich dir vor allem mit meinem Streik klar machen möchte, ist, dass nicht du für das Chaos deiner Eltern verantwortlich bist.*

*Du hast immer wieder Schuldgefühle deshalb, weil diese beiden ja wirklich meist dich zum Anlass nehmen, um sich gegenseitig die Schädel einzuschlagen – in Worten meist, aber teilweise werden sie ja auch schon tätlich, was dich noch mehr ängstigt.*

*In Wahrheit möchte ich dich also auch vor dir selbst schützen – denn diese Schuldgefühle, mit denen du dich da quälst, sind nicht nur vollkommen überflüssig, sie sind auf Dauer auch schädlich.*

*Eltern sollten zwar Vorbilder sein für ihre Kinder, dennoch schaffen sie es nicht immer so, wie sie es sich wünschen würden – vor allem dann nicht, wenn sie sich von ihren Anlagen her stark von ihren Kindern unterscheiden.*

*Und dies ist sehr oft der Fall, weil es von Generation zu Generation eine Weiter-Entwicklung gibt – sodass Kinder oft um vieles weiter sind in ihrer Entwicklung als ihre Eltern. Das ist keine Wertung, sondern einfach eine Tatsache.*

*Deine Eltern haben lange nicht diese Sensibilität, die sie dir mitgegeben haben. Daher können sie sich auch nicht so in dich einfühlen, wie du dich in sie einfühlst.*

*Deine Eltern haben auch nicht deine Intelligenz. Daher wären sie wohl auch niemals bereit zu diesem Frage-und-Antwort-Spiel, das wir hier aufgenommen haben.*

*Deine Eltern suchen auch nicht zuerst die Schwachstelle oder den Fehler bei sich – und auch da spreche ich einen Punkt an, der mir ganz wichtig ist.*

*Du bist – besonders für dein Alter! – sehr klug und klar in deiner Selbsteinsicht, aber du bist zugleich auch extrem selbstkritisch.*

*Und das wird zwar in eurer Gesellschaft oft sehr gefördert, aber in deinem Fall wirkt es sich eher fatal aus.*

*So wie du dich verantwortlich, ja sogar schuldig fühlst, wenn deine Eltern Probleme miteinander haben, so beziehst du vieles auf dich, was in deinem Umfeld passiert, und suchst den Fehler bei dir, wiewohl du ganz und gar nichts damit zu tun hast.*

*Bis zu einem gewissen Grad mag eine gesunde Selbsteinsicht sinnvoll sein, aber bei dir nimmt sie ungesunde Ausmaße an.*

*Ich als dein rechtes Ohr bin mit deinen logisch denkenden Anteilen verbunden, während dein linkes Ohr für deine ganzheitlich fühlenden Anteile spricht.*

*Was glaubst du, bedeutet es, wenn ich als dein rechtes Ohr vorübergehend nicht mehr funktioniere?*

*Wenn ich also für eine Weile ausgeschaltet bin und dich einseitig nach außen hin nicht mehr hören lasse?*

*Und wenn gleichzeitig dein linkes Ohr sehr wohl funktioniert?*

*Dann liegt darin doch ein Hinweis darauf, dass du mehr nach innen und auf deine Gefühle – man könnte auch sagen auf dein Herz – horchen solltest.*

*Du hast auch in deinem Alter schon eine sehr hilfreiche Innere Stimme – und je früher du diese in Besitz nimmst, je früher du dich ihren Einflüsterungen öffnest, umso erfüllter wird dein Leben sein.*

*Wiewohl du noch jung bist, hat dich dein Kopf zum Teil schon voll im Griff und dabei bleibt dein Herz oft auf der Strecke.*

*Das liegt natürlich auch daran, dass du in einem nicht gerade freundlichen Umfeld aufwächst, das dir fast wie eine Gefahr vorkommt.*

*So bist du ständig auf der Hut vor neuem Geschrei und weiteren Angriffen auf dich – oder vor dem, was du als Angriff empfindest, auch wenn es oft gar nicht so wild gemeint ist.*

*Und damit bist du selten so entspannt, wie es im Sinne deiner Entwicklung sinnvoll wäre.*

*Du hast in deinen jungen Jahren schon weit mehr Stress, als gesund ist – so hast du dir eine Art Refugium geschaffen, in das du dich jeder Zeit zurückziehen kannst: dein eigenes Inneres, deinen Herzens-Raum.*

*Und genau auf diesen wollen wir, deine Ohren, dich mit unserer kombinierten Symptomatik (ich höre nichts, dein linkes Ohr hört gut!) aufmerksam machen.*

*Wir wollen dich wieder etwas mehr auf dein Fühlen lenken, auf deine Emotionen, auf dein Herz!*

*Und dazu ist es hilfreich, wenn du nicht ständig die oft sehr grausamen – ja herzlosen – gegenseitigen Beschimpfungen deiner Eltern hören musst.*

*Auch wenn sie dich anschreien – deinem Gefühl nach – empfindest du das als quälend, für sie ist es einfach ein etwas lauterer Ton.*

*Weißt du, Kommunikation hat immer auch mit Sensibilität zu tun, und jeder hat wohl seine individuelle Schwelle: deine ist um vieles niedriger als die deiner Eltern.*

*Daher ist für dich vieles zu laut, was für sie ein völlig normaler Umgangston ist.*

*Bei den Augen tut ihr euch leichter, da habt ihr Lider, die ihr schließen könnte, um etwas, was ihr nicht sehen wollt, nicht sehen zu müssen.*

*Wir Ohren haben solche körperlichen Verschluss-Mechanismen nicht – uns bleibt der mechanische Verschluss durch einen Ohrenschmalz-Pfropfen oder eben der Hörsturz, um dich vor dem zu schützen, was du nicht hören willst, nicht mehr hören kannst oder auch sollst.*

*Höre also mehr in dich hinein – geh in deinen Herzens-Raum und verweile dort!*

*Dort kannst du voller Vertrauen entspannt sein und dort wirst du deinen wunderschönen Eigen-Klang hören.*

*Dein rechtes Kopf-Ohr, das gerne zurück tritt und deinem linken Herzens-Ohr den Vortritt lässt.*

Herman ist richtiggehend gebannt von diesem Dialog – und ich bin fasziniert von der Reife mit der er das, was hier zutage getreten ist, annimmt.

Dieser Bursche ist ein gutes Beispiel für die Tatsache, die in seinem Ohr-Brief auch anklingt: dass nämlich die Jugendlichen in unserer Zeit oft um vieles weiter entwickelt sind als ihre Eltern.

So freut es mich in diesem Fall ganz besonders, dass ich ihm schon in so jungen Jahren eine Methode buchstäblich in die Hand geben konnte, mit der er sicher auch weiterhin spielen und aus der er enorm profitieren wird.

Dessen bin ich mir sicher!

## Schlag dir das aus dem Kopf!

Nun erzähle ich Ihnen eine vergnüglichere Geschichte aus meinem eigenen Erfahrungsschatz.

Ich habe ja erwähnt, dass der Dialog mit unserem Körper und seinen Organen sich durchaus auch vergnüglich gestalten kann, und hier ist eine dieser Geschichten aus meinem eigenen Körper-Brief-Archiv.

Grund für die Korrespondenz mit meinem Kopf ist ein Sturz, bei dem ich hier in meinen eigenen Wänden über meine Hosenstulpe stolpere und so massiv auf den Kopf falle, dass ich ein stark blutendes Cut davontrage.

Vielleicht fragen Sie sich, was vergnüglich ist an dieser Geschichte...

Nun, es ist mein Empfinden, denn ich frage mich noch am Boden liegend, was das wohl bedeuten mag...

Und innerhalb weniger Sekunden-Bruchteile ist da der Satz „schlag dir das aus dem Kopf" und ich muss schmunzeln.

Wiewohl die Wunde an meiner Schläfe ziemlich blutet und mir (als Medizinerin) natürlich alle möglichen Horror-Szenarien durch diesen gerade ziemlich übel zugerichteten Kopf gehen, was alles außer einer Gehirn-Erschütterung passiert sein mag, muss ich wirklich schmunzeln.

Ich weiß nicht, ob Sie diese Redenwendung kennen?

Für mich ist diese Botschaft als solche sofort sonnenklar: ich solle mir etwas „aus dem Kopf schlagen" – aber was genau???

Nachdem meine Tochter die Wunde mit einem dieser speziellen Strips, mit denen solche Platzwunden auch bei Boxern geschlossen werden, versorgt hatte, machte ich mich sofort daran, meinen Kopf zu interviewen, was ich mir denn nun seiner Ansicht nach aus dem Kopf schlagen sollte.

*Mein lieber Kopf,*

*zuerst möchte ich dich um Vergebung bitten, dass ich dir einen solchen Schlag zugemutet habe – ich nehme an, ich habe bereits einige Hinweise in die entsprechende Richtung bekommen, sie aber nicht erkannt.*

*Es tut mir leid, dass es so weit kommen musste, bis ich begreife, aber immerhin ist mir das, was mir da vermittelt werden sollte, nun klar: ich solle mir etwas aus dem Kopf schlagen.*

*Aber wenn ich überlege, worum es genau geht, fällt mir einiges ein, sodass ich dich herzlich bitte, mir da weiter zu helfen.*

*Was soll ich mir aus dem Kopf schlagen?*

*Deine neugierige Michelle*

Und mein Kopf antwortet über meine recht geübte linke Hand:

*Liebe Michelle,*

*ja, du hast Recht, du hast – wie immer, wenn es dicht kommt! – schon einige Hinweise in diese Richtung bekommen, aber du wolltest nicht hinschauen.*

*So haben wir eben ein Ereignis inszeniert, das dich aufwachen ließ.*

*Deine Entschuldigung ist angenommen, vor allem da du ja wirklich mit Humor reagiert hast – denn es ist wohl selten, dass jemand, der eben gestürzt ist, lachend am Boden liegt!*

*Du weißt natürlich ganz genau, was du dir aus dem Kopf schlagen sollst – genau genommen müsste ich sagten; wen du dir aus dem Kopf schlagen sollst.*

*Und ich werde dir diesmal nicht auf die Sprünge helfen, sondern dich selbst die Lösung finden lassen.*

*Wie du geschrieben hast, bist du neugierig und diese Neugierde – du könntest sie auch Interesse nennen – möchte doch viel lieber selbst die Lösung finden, als sie genussfertig serviert zu bekommen, oder?*

*Dein Kopf, der dich zwar gerne zur Lösung hinführt, der dir die Suche aber sicher nicht abnehmen wird!*

Tatsächlich wurde mir bald schon klar, worum es hier im Detail ging – ein Traum in der diesem Unfall folgenden Nacht half mir auf die Sprünge.

Und mein Kopf hatte tatsächlich Recht: es war für mich tatsächlich eine große Befriedigung, in diesem Fall die Lösung selbst zu finden…

## Wieder ganz werden ...

Schlaganfälle und Herzinfarkte schienen lange Zeit ein Vorrecht des männlichen Geschlechts zu sein, allerdings beginnt zumindest hier die Emanzipation langsam zu greifen, denn mehr und mehr ist auch die Damenwelt davon betroffen.

Eva kommt zur Beratung, wiewohl sie eigentlich absolut keine Zeit hat. Aber ihr Lebensgefährte, der sich ziemliche Sorgen um sie macht, hat ihr dieses Gespräch zum Geburtstag geschenkt, daher will sie ihn nicht zurückweisen.

So braucht es schon einmal eine ganze Weile, ehe wir einen Termin finden, zu dem wir beide Zeit haben.

Und dann taucht sie mit heraus hängender Zunge hier auf und würde am liebsten die geschenkte Stunde auf einen Bruchteil verkürzen – gerade um ihren Schatz nicht zurück zu weisen.

Der Liebe mache sich, so erzählt sie mit leichter Ironie, viel zu viele Sorgen um sie – er hätte einfach absolut keine Ahnung, wie es in der Privatwirtschaft so zuginge.

Ja, es sei richtig, dass ihr Blutdruck schon seit einer ganzen Weile Kapriolen schlägt, aber das wird wohl nicht so schlimm sein, denn diese akute Phase in ihrem Job sei ja nur vorübergehend.

Es gäbe derzeit gravierende Umstellungen, die eine massive Kündigungswelle nach sich ziehen würden – aber so sei das zurzeit eben, sie könne es nicht ändern.

Abgesehen davon kenne sie eine Menge andere Menschen in Führungspositionen, die wie sie Blut-Hochdruck hätten – das sei heutzutage in den Chefetagen geradezu normal.

Auf meine gezielte Frage, ob sie vielleicht ab und zu Sehstörungen hätte, meint sie, ja, das käme schon mal vor, aber das käme wohl vom Stress und würde sich schon wieder geben.

Ab und zu hätte sie auch Wortfindungs-Störungen, aber – so berichtet sie stolz – mit ihrem umfassenden Wortschatz könne sie das ganz gut kompensieren, und bisher hätte es wohl auch noch niemand bemerkt.

Doch, ihr Liebster schon, aber der sei auch extrem übersensibel …

Was mir rasch auffällt, ist Evas leicht hängender linker Mundwinkel – vor allem als ich versuche, sie zum Lächeln zu bringen.

Und als ich sie dann zu ihrem großen Erstaunen bitte, mir ihre Zunge zu zeigen, kann ich auch hier eine leichte Abweichung von der Mitte erkennen: es sieht so aus, als würde sie sich von einer Seite zur anderen winden.

Mir ist klar, dass ich es hier mit ersten Alarmzeichen für einen drohenden Insult zu tun habe und dringender Handlungsbedarf gegeben ist.

Nur ist mir zugleich auch klar, dass diese Frau – die offensichtlich eine absolute Kämpferin ist, die sich nicht so leicht dreinreden lässt – mir weder glauben wird, wenn ich sie auf die deutlichen Gefahrenzeichen aufmerksam mache; noch wird sie freiwillig zu der meiner Ansicht nach dringend nötigen Untersuchung gehen.

So bleibt mir nichts anderes übrig, als sie zu überlisten. Während sie auf der Toilette ist, rufe ich ihren Freund an und erkläre ihm kurz die Situation und bitte ihn, sie von hier abzuholen.

Vielleicht, so hoffe ich, können wir sie gemeinsam doch von der Dringlichkeit einer ärztlichen Klärung der meinem Gefühl nach wirklich bedrohlichen Symptomatik zu überzeugen.

Dankbar für mein Eingreifen taucht er nach einer knappen Viertelstunde hier auf – und wie wir gehofft hatten, gelingt es uns tatsächlich mit vereinten Kräften, Evas abwehrende Haltung etwas aufzuweichen.

Was an sich gar nicht nötig gewesen wäre, da der umsichtige Mann auf dem Weg hierher bereits die Rettung verständigt hat, die kurz nach ihm hier eintrifft.

Nun geht alles sehr schnell – der Rettungsarzt bestätigt nach kurzer Untersuchung meinen Eindruck, und ab geht es mit Blaulicht in die Intensivstation, wo Eva ihren sich bereits angekündigt habenden Schlaganfall erleidet.

Glücklicherweise – so erzählt mir ihr Freund, der nach einigen Tagen mit Blumen vor der Tür steht – denn so hätte sie ihn überlebt und gute Chancen auf eine komplette Rehabilitation.

Ich erzähle ihm von den Körper-Briefen und empfehle ihm, es vielleicht zuerst einmal für sich selbst zu versuchen, damit er sie dann aufgrund eigener Erfahrungen vielleicht leichter davon überzeugen würde können.

Dankbar greift er diese Anregung auf und fragt, wie das bei Eva gehen sollte: ihre linke Seite wäre nach dem Schlaganfall ja gelähmt, so könne sie diese Methode wohl gar nicht anwenden.

Das käme darauf an, beruhige ich ihn, mit welcher Hand sie normaler Weise schreiben würde.

Er überlegt kurz und meint dann etwas nachdenklich: eigentlich abwechselnd mit beiden. In diesem Fall wäre dann wohl auch die rechte Hand geeignet, freue ich mich mit ihm – sie solle es einfach mal versuchen.

*Hallo Schlaganfall,*

*ich musste meinem Peterl versprechen, dass ich dir schreibe und dich um deine Meinung bitte. Eine eigenartige Idee, finde ich, aber mein Schatz hat mich so lieb darum gebeten, also versuche ich es einfach.*

*Gibt es einen Sinn hinter all dem?*

*Eine skeptische Eva*

Es dauert eine Weile, bis Evas rechte Hand tatsächlich zu schreiben beginnt, aber dann scheinen die Worte geradezu aus ihr heraus zu fließen:

*Hallo Eva,*

*ja, du bist immer skeptisch, wenn es um etwas geht, was auch nur in Spuren außerhalb deiner Überzeugungen liegt, nicht wahr?*

*Natürlich gibt es einen Sinn hinter dem, was hier passiert ist – und du kannst tatsächlich dankbar sein, dass es noch einmal gut ausgegangen ist, denn das hätte wirklich böse enden können.*

*Aber immer noch willst du es nicht ganz glauben, nicht wahr?*

*Du hast durch dieses Ereignis deine linke Körperseite, die du immer schon vernachlässigt hast, nun quasi verloren. Sie wurde dir gewisser Maßen weggenommen, um dich aufmerksam zu machen, dass du die längste Zeit hindurch einen wichtigen Teil deiner selbst aus deinem Leben ausgeschlossen hast.*

*Die körperliche Empfindung, die dich derzeit ja sehr irritiert, deine linke Seite sei dir nicht mehr zugehörig, hält eine wichtige Botschaft für dich bereit – die du nun annehmen kannst oder auch nicht.*

*Und je nachdem, wie du nun reagierst, wird deine Chance auf vollkommene Rehabilitation sein – noch ist alles offen.*

*Du bist – und warst es eigentlich immer schon – eine Kämpferin, eine Macherin, die ihren Mann steht, anstatt ihre Frau zu leben.*

*Und du versuchst damit immer noch, das Manko, als unerwünschtes Mädchen geboren zu sein, zu kompensieren.*

*Wiewohl dein Vater schon lange nicht mehr lebt, trachtest du immer noch danach, ihm deinen Wert zu beweisen, wiewohl du nicht der erwünschte Sohn geworden bist.*

*Aber du bist eine Frau – und diese Frau will leben!*

*Sie möchte ihre Lebens-Berechtigung haben!*

*Sie wünscht sich ihren Platz in deinem Leben!*

*Und sie ist nicht zufrieden, wenn du deine Weiblichkeit bloß auf deinen Lebenspartner projizierst, indem du ihn all das leben lässt, was du dir nicht zugestehen willst: Emotionalität, Gefühlstiefe, Empathie, Hingabe – all das will auch in dir Raum finden.*

*Und wenn du nun genau zu dieser Hingabe, die dir immer ein Graus war, gezwungen bist, weil du in deiner derzeitigen Hilflosigkeit großteils von anderen abhängig bist, dann könnte es schon langsam klingeln, nicht wahr?*

*Während der nun recht langwierigen Rehabilitation darfst du jetzt all das, was du bisher als bloßes Anhängsel empfunden hast, als lästigen Ballast, den du jetzt beim Gehen hinterher schleppst, nach und nach und sehr bewusst wieder in Besitz nehmen.*

*Und wenn du bisher alles nur als der Mann, den du gestanden hast, gemanagt hast, so darfst du es nun mit viel Geduld – übrigens ebenso eine bisher ziemlich stiefmütterlich behandelte weibliche Eigenschaft wie Hingabe und Sensibilität! – lernen, dein Leben in BEIDE Hände zu nehmen.*

*In Ansätzen hast du das teilweise sogar schon gemacht, denn du bist ja beidhändig – das heißt, dass etwas in dir dich immer schon darauf hinweisen wollte, dass es zwei*

*Pole gibt, und dass beide ihre Lebens-Berechtigung haben wollen.*

*Wenn du all das erkennst – und dann auch anerkennst und natürlich umsetzt –, dann kann und wird die Rehabilitation rascher über die Bühne gehen und dir weitgehend alle derzeit verlorenen Funktionen wieder zugänglich machen.*

*Und dann darf ein neues Leben beginnen, das beide Pole mit einbezieht: den männlichen, stets aktiven, logisch analytisch denkenden und den weiblichen, auch mal passiven, empfänglichen und fühlenden.*

*Dadurch brauchst du dann den wunderbaren Mann an deiner Seite, der die weit bessere Frau abgibt als du, auch nicht mehr abwertend Peterl zu nennen.*

*Wenn du diese Lektion lernst, dann habe ich, dein Schlaganfall, meine Funktion erfüllt, und du brauchst keinen weiteren mehr.*

*Wenn du jedoch wieder in dein altes Fahrwasser zurück fällst, wird es einen weiteren geben – du hast die Wahl.*

*Dein Schlaganfall, der auf Einsicht hofft.*

Wie nicht anders zu erwarten war, bäumt Eva sich gegen diese Worte auf und fast sieht es so aus, als würde sie tatsächlich wieder ganz in ihre alten Muster zurück kippen.

Sie reagiert zynisch und tut all das, was ihre rechte Hand ihr – bei ihrer Abwehr erstaunlicher Weise – schreiben konnte, wortgewaltig ab. Absurd sei das alles, geradezu ärgerlich …

Dann hat sie aber einen Traum, der ihr doch zu denken gibt … eine neue Einsicht scheint in ihr Raum zu greifen, die aber allzu bald wieder vom nächsten Rückfall abgelöst wird – so geht das eine Weile in ständigem Auf und Ab weiter …

Peter begleitet sie über all die Monate mit bewundernswürdiger Liebe durch alle diese Aufbäum-Versuche mit neuerlicher Einsicht, der dann prompt der nächste Rückschlag folgt, der jedes Mal wieder aufs Neue zu merkbaren Verschlimmerungen führt ...

Aber mehr und mehr scheint tatsächlich die lichte Seite in ihr zu siegen.

Eva wird weicher, sanfter und dankbarer auch – eine für sie recht neue Qualität, die sie nach einer Weile auch selbst zu genießen scheint.

Für mich sieht es so aus, als würde ihre Innere Frau mehr und mehr Raum gewinnen – und je mehr dies der Fall ist, umso besser erholt sich ihre linke Körperhälfte.

Was mich besonders freut, ist ihr Mundwinkel, der nun nicht mehr so herablassend herunter hängt, was ihrem Gesichtsausdruck gleich eine völlig andere Note gibt.

So kann sie nach und nach sogar auch wieder beidseitig lächeln, was ihr viel besser passt als dieses einseitige Lächeln, in dem immer eine sarkastische Note mitgeschwungen ist.

Und eines Tages fragt mich Peter, den nun auch Eva so nennt, ob ich bereit wäre, Trauzeugin für sie zu spielen. Seit Jahren schon würde er sich das ja wünschen, aber sie hätte das immer als lächerlichen Formalismus abgetan, den ohnehin niemand braucht.

Nun jedoch hätte sie eingewilligt und er könne sich keinen passenderen Beistand vorstellen als mich, die an ihrer Lebensrettung damals vor fast einem halben Jahr zumindest maßgeblich beteiligt gewesen sei – der zweite Lebensretter, der Rettungsarzt, der sie damals von mir abgeholt hatte, würde der zweite Trauzeuge sein!

## Das geht mir ganz schön an die Nieren!

Als Fritz mir von seiner Nierenkolik erzählt, tut er das so plastisch und eindringlich, dass mir schon beim Zuhören ganz anders wird.

So kann ich seine Panik bei dem Gedanken, so etwas noch einmal erleben zu müssen, durchaus verstehen.

Er hat bereits einen Termin für die Ultraschall-Zertrümmerung seines Plagegeistes, vor der er sich zwar auch fürchtet – aber immerhin, so meint er, hätte er dann wenigstens nicht mehr dieses Damokles-Schwert einer neuerlichen Kolik über sich schweben.

Da er jedoch gehört hätte, dass so ein Nierenstein wiederkommen könne, möchte er dem natürlich entgegen wirken und die Ursache heraus finden.

Ein Kollege hätte ihn an mich verwiesen – vielleicht, so hofft er, könne ich ihm helfen, diesem Leiden auf den Grund zu gehen.

Erster Gedanke bei Problemen mit den Nieren, die ja zu unseren Kontaktorganen gehören, ist natürlich sofort die aktuelle Partnerschaft – daher spreche ich diese auch vorsichtig an, aber zuerst scheint es so, als wäre damit alles in Ordnung.

Merkwürdig, denke ich mir, das ist mir nicht geheuer.

Allerdings weiß ich aus Erfahrung, dass gerade Probleme, die somatisiert werden, dem Bewusstsein nicht leicht zugänglich sind.

So delegiere ich meine Aufdecker-Rolle an Fritzens linke Hand.

Dieser hört mir mit einem breiten Lachen zu, als ich ihm die Hintergründe dieser Technik erkläre, und meint dann vergnügt, warum nicht, er würde das gern einmal versuchen – sein Leidensdruck sei tatsächlich so groß, dass er wohl sogar den Teufel um Aufklärung bitten würde, wenn dieser ihm helfen könnte.

Nun, entgegne ich ebenfalls lachend, ich könne ihn beruhigen: so bedenklich wie ein Deal mit dem Teufel sei das Links-Schreiben sicher nicht, im Gegenteil: jeder, der sich dieser Technik möglichst unvoreingenommen öffnet, könne eine Menge daraus profitieren!

Dennoch ist mir klar, dass dabei möglicher Weise doch etwas nicht ganz so Bequemes heraus kommen kann ...

Tatsächlich ist Fritz ziemlich erstaunt, als seine linke Hand noch am selben Abend völlig problemlos schreibt und seine Fragen beantwortet.

Und tatsächlich ist nicht alles, was sie da so von sich gibt, bequem. Aber Fritz hat angesichts der ziemlich brisanten Informationen aus diesem regen Dialog sofort ein Gefühl von Aha, von großer Stimmigkeit, sodass er letztlich all das akzeptieren kann – vor allem angesichts des Leidensdruckes der Bedrohung durch weitere Koliken.

*Hallo, liebe Niere,*

*eine lustige Methode scheint das zu sein und ich bin neugierig, was du mir zu sagen hast – so du mir etwas zu sagen hast ...*

*Deine Kolik war wahrlich vom feinsten und ich möchte so etwas nie mehr erleben!*

*So habe ich mich zu einer Zertrümmerung entschieden und hoffe, das ist auch in deinem Sinn!*

*Weil ich aber gehört habe, dass so ein Nierenstein wiederkehren kann, möchte ich dich fragen, ob du vielleicht irgendeine Botschaft für mich hast, die mir helfen könnte, mir in Zukunft ein solch abscheuliches Horrorszenario zu ersparen!*

*Mit freundlichen Grüßen,*

*Fritz*

Und Fritzens linke Hand antwortet bereitwillig:

*Hallo, lieber Fritz,*

*war das wirklich so schlimm?*

*Ich wollte mich doch nur dieses Steines entledigen, den ich hier einfach nicht brauchen konnte!*

*Steine gehören nicht in Nieren, so wie Parallel-Beziehungen nicht in eine Partnerschaft gehören.*

*Du behauptest immer, du würdest deine Mira lieben, dennoch betrügst du sie – und weil du dabei ein schlechtes Gewissen hast, bestrafst du dich selbst mit einer Kolik! Oder auch mit einigen …*

*Deine steinreiche Niere*

Hocherfreut und zugleich sich etwas ertappt fühlend schreibt Fritz nun wieder mit seiner rechten Hand:

*Meine liebe Niere,*

*zuerst möchte ich dir danken, dass du mir tatsächlich antwortest.*

*Was du mir da schreibst, gefällt mir allerdings gar nicht.*

*Es ist schon richtig, dass ich Mira nicht treu bin, aber ihre Eifersucht reizt mich einfach. Wenn ich schon Vorwürfe bekomme, so möchte ich wenigstens einen Anlass dafür haben.*

*Fritz, der sich ziemlich durchschaut fühlt.*

Auch hier entwickelt sich ein reger Dialog, im Zuge dessen Fritz doch einigermaßen aufmüpfig reagiert, seine Niere ihm aber ganz schön Paroli bietet:

*Niere: Fritz, deine Reaktion ist ziemlich kindisch, meinst du nicht?*

*Fritz: Ja, ich gebe es zu … das war wirklich eine dumme Reaktion. Aber du hast mich einfach erwischt und das war mir unangenehm.*

*Niere: Wie würde es dir gehen, wenn Mira einen zweiten Mann neben dir hätte?*

*Fritz: Naja, das ist ja doch etwas anderes, Frauen sind einfach anders gepolt als Männer!*

*Niere: Wer sagt das?*

*Fritz: Naja, das sagt man einfach so …*

*Niere: Und weil man das einfach so sagt, muss es stimmen?*

*Fritz: Ich glaube schon … außerdem: sie merkt ja nichts!*

*Niere: Wie kommst du auf diese Idee? Glaubst du, sie wäre so eifersüchtig, wenn sie tatsächlich nichts merken würde?*

*Fritz: Naja, sie war immer schon eifersüchtig, auch zu Zeiten, als ich noch nicht … naja …*

*Niere: Wer weiß, vielleicht hat sie dein Potenzial zum Parallel-Schwung von Anfang an gefühlt …*

*Fritz: Und was soll ich deiner Meinung nach tun?*

*Niere: Hinterfrage, ob du in dieser Beziehung glücklich und zufrieden bist.*

*Wenn dabei ein Ja heraus kommt, dann steh voll und ganz dazu!*

*Wenn du mit einem Nein antworten musst, dann zieh ehrlich die Konsequenz!*

*Deine Untreue ist einfach nicht fair – und das spürst du ja selbst auch, daher bestrafst du dich.*

*Niemand anderer hat diesen Nierenstein für dich gemacht – der geht ganz allein auf dein Konto – und auf deine Kosten!*

*Fritz: Du meint also, wenn ich meine liebe kleine Freundin aufgebe, bildet sich kein Stein mehr in dir?*

*Niere: Was meinst du, werde ich jetzt antworten? Gib dir die Antwort selbst, denn im Grunde weißt du doch genau, worum es geht!*

*Fritz: Ja, aber Mira klammert so, das ist einfach mühsam …*

*Niere: Sie möchte eine innige, liebevolle, auf gegenseitigem Vertrauen aufbauende Beziehung leben – ein Wunsch, der mir nicht so abwegig erscheint, oder?*

*Fritz: Weiß nicht …*

*Niere: Noch einmal: hör einmal tief in dich hinein und frage dich, ob dir diese Beziehung so viel wert ist, dass du tatsächlich auch ganz und gar dazu stehst.*

*Wenn das der Fall ist, dann heirate sie!*

*Wenn nicht, dann lass sie frei!*

*Es ist einfach nicht fair, einen Menschen so hinzuhalten!*

*Fritz: Warum muss man immer gleich heiraten … kennst du nicht den Spruch: „drum prüfe, wer sich ewig bindet, ob sich nicht doch was Besseres findet“?*

*Niere: Ja, den kenne ich – der ist wohl ebenso dumm wie die Behauptung, Frauen seien anders gepolt als Männer.*

*Männer, die noch im Höhlenmenschen-Status sind, sind anders gepolt, da gebe ich dir Recht.*

*Ich dachte aber, du wärst schon ein wenig mehr in Richtung Homo Sapiens unterwegs?*

*Früher ging es darum, genetisches Material möglichst weit reichend zu verteilen – diese Funktion ist ja heute nicht mehr so wichtig, oder?*

*Fritz: Du bist nicht gerade sehr freundlich!*

*Niere: Weil du mich ärgerst!*

*Was du mit Mira lebst, ist so eine „Wasch-mich-und-mach-mich-nicht-naß“-Geschichte.*

*Du stehst nicht wirklich zu ihr und im Grunde stehst du auch nicht zu dir selbst!*

*Ein ziemlich unreifes Verhalten legst du da an den Tag!*

*Und noch einmal: du selbst empfindest das als ungerecht und strafst dich – niemand anderer tut das!*

*Fritz: Also gut, ich werde über all das nachdenken …*

*Niere: Ich als deine Niere wünsche mir eine harmonische Partnerschaft – mit welcher Frau auch immer!*

*Und dazu gehört Nähe, Innigkeit, Wertschätzung, Vertrauen – bist du bereit, all das zu leben?*

*Fritz: Naja … das klingt alles so ernst … ich werde in mich gehen …*

*Niere: Tu das, ja! Und du weißt ja, ich hab ein ziemliches Druckmittel in meinem Becken!*

*Fritz: Drohst du mir jetzt?*

*Niere: Sieh es, wie du willst …*

Fritz fühlt sich hin- und hergerissen, zwischen seinen beiden Frauen.

Der Dialog mit seiner Niere gibt ihm schon zu denken, aber er ist weder bereit, sein Verhältnis aufzugeben, noch Mira zu verlassen, mit der er sich vor Jahren verlobt hat, die zu heiraten sich aber alles in ihm sträubt.

Und dann wird ihm die Entscheidung abgenommen: Mira findet nun einen Beweis für das, was sie lange schon fühlt, und verlässt ihn.

Geschockt weint er sich bei seiner Freundin aus, die nun prompt Anspruch auf ihn erhebt.

Aber eine Ehe mit ihr käme für ihn noch weniger in Frage als mit Mira, mit der er immerhin mehr als zehn Jahre lang gut und harmonisch zusammen gelebt hat.

Wie ein trotziges Kind wendet er sich neuerlich an seine Niere, aber diese scheint nun den Dialog zu verweigern.

Stattdessen kommt es einige Monate später zur nächsten Kolik!

Aha, denkt Fritz, sie verhandelt nicht mehr mit mir, sie erklärt mir gleich den Krieg – und er ist stocksauer. Zugleich ist ihm aber klar, dass er letztlich am kürzeren Hebelarm sitzt.

Und muss sich letztlich auch eingestehen, dass seine Niere in Wahrheit Recht hatte. Die jahrelange Weigerung, Mira zu heiraten, tut ihm nun leid, aber es ist wohl zu spät.

All das geht ihm wahrlich an die Nieren – jetzt kann er diese Redewendung nachvollziehen. Diesmal weiß er nicht, wovor er sich mehr fürchten soll: vor der nächsten Kolik oder vor der Steinzertrümmerung, die ihm beim ersten Mal entsetzlich wehgetan hatte.

Dennoch muss er sie machen lassen, weil er es sich beruflich auf Dauer nicht leisten kann, immer wieder wegen seiner Koliken auszufallen. Noch einmal wendet er sich an seine Niere, diesmal etwas kleinlauter und auch einsichtiger.

Er weiß ja, dass seine Niere sich eine Partnerschaft mit Mira gewünscht hätte, aber dieser Zug scheint abgefahren zu sein – umso erfreuter ist er, als seine Niere nicht nur wieder mit ihm kommuniziert, sondern ihn auch dazu ermutigt, neuerlich Kontakt zu Mira aufzunehmen und ihr einen Heiratsantrag zu machen …

## Ich kann nicht, weil ich nicht will!

Als Jörg zum ersten Gespräch kommt, druckst er eine Weile herum, und ich merke, wie peinlich ihm sein Problem ist.

In solchen Fällen geht es oft um Impotenz, daher spreche ich ihn vorsichtig darauf an und füge gleich hinzu, dass diese heute auch schon bei jüngeren Männern weit verbreitet und er damit wahrlich nicht alleine sei.

Meiner Ansicht nach ist Impotenz zum weit überwiegenden Teil eine Folge unserer massiven Stress-Belastung.

Wenn Stress-Hormone unseren Körper durchfluten, dann sind Funktionen, die bei einem Kampf oder auf der Flucht nicht notwendig sind, ausgeschaltet – und dazu gehört eben auch unsere Sexualität.

Was zu Zeiten unseres Vorfahren, des Höhlenmenschen, durchaus sinnvoll gewesen sein mag, denn auf der Flucht vor einem Säbelzahntiger wäre erotisches Verlangen alles andere als zielführend gewesen.

Allerdings stehen wir heute im Schnitt zu rund 80 % der Zeit unter Stress, was zur Folge hat, dass allzu viele – auch jüngere Männer – Potenz-Probleme haben.

Daraus erklärt sich wohl auch der zunehmende Pornographie-Boom, teilweise auch mit Bildern und Videos von Kindern, weil offenbar der Reiz immer stärker sein muss, damit der kleine Mann noch „seinen Mann stehen kann".

Und auch der große Erfolg von Viagra® und ähnlichen Präparaten erklärt sich aus der geradezu erschreckenden Verbreitung dieses Problems.

Natürlich könnte man sagen, dass Sexualität nicht so eminent wichtig ist, ich denke jedoch, dass sie sehr wohl einen wesentlichen Teil unseres Menschseins ausmacht.

Und ich glaube, dass ein befriedigendes Sexualleben einerseits sehr gesundheitsfördernd ist, andererseits Unbefriedigtheit Aggressionen aufstaut, die sich dann irgendwo Luft verschaffen, wo es ganz und gar nicht zielführend ist.

Nachdem ich diese meine Gedanken kurz ausgeführt habe, öffnet sich Jörg und erzählt, dass er bei seiner Partnerin keine Erektion mehr habe, wiewohl diese sexuell ziemlich rege sei und sich regelmäßigen Sex wünschen würde.

Und je mehr sie fordere, umso weniger ginge es – offenbar würde ihre Erwartungs-Haltung ihn noch mehr in die Enge drängen.

Vor allem, da sie teilweise auch schon recht vorwurfsvoll reagieren und ihm immer wieder an den Kopf werfen würde, er hätte wohl eine Freundin, bei der er sich auspowere, sodass für sie dann nichts mehr übrig bliebe.

Ein völlig unberechtigter Verdacht, so versichert er mir, denn mit diesem Problem würde er es noch viel weniger wagen, es mit einer anderen Frau auch nur zu versuchen – bei seiner langjährigen Partnerin, so meint er, wäre es ihm nicht ganz so peinlich …

An sich scheint mir die Sache recht klar zu sein: wenn so viel Druck herrscht, dann fühlt sich eine bereits leicht angeschlagene Potenz sehr rasch ganz und gar in die Defensive gedrängt.

Andererseits ist dieses Problem natürlich auch für die betroffene Frau nicht angenehm, vor allem dann, wenn sie dazu neigt, diese Impotenz persönlich zu nehmen und bloß auf sich zu beziehen – was gar nicht unbedingt der Fall sein muss.

Um hier wieder auf einen grünen Zweig zu kommen, braucht es von beiden Seiten viel Geduld und vor allem Vertrauen.

Aber vielleicht, so frage ich mich, gibt es eine Zusatz-Information, die uns helfen kann, dieses Problem anders als mit den üblichen Empfehlungen wie bewusster Sex-Entzug für eine Weile mit zugleich viel Zärtlichkeit und Nähe, ein Tantra-Seminar oder eben Viagra® zu lösen.

Und um diese Information könnte Jörg seinen kleinen Mann ersuchen.

So erzähle ich ihm von dieser Methode und frage ihn, ob er sich vorstellen könne, diese einmal zu versuchen.

Etwas verlegen schmunzelnd meint er, das könne er gern versuchen.

Früher hätte ihn sein bestes Stück auch nicht hängen lassen, wiewohl er auch da schon Stress gehabt hätte.

Ja, er könne sich durchaus vorstellen, dass da noch etwas mehr dahinter sei als bloßer Stress – wobei ja der Druck, den er im Verhalten seiner Frau empfindet, auch eine Form von Stress sei.

Aber jetzt hätte ich ihn doch tatsächlich neugierig gemacht und er würde das sofort angehen.

*Lieber Penis,*

*es mag dir eigenartig erscheinen, dass ich dich schriftlich kontaktiere –bisher habe ich immer nur mit dir gesprochen.*

*Tun das eigentlich alle Männer?*

*Was meinst du?*

*Den Grund für diesen Brief kennst du: ich möchte dich einfach bitten, mir zu erklären, warum du mir deinen Dienst verweigerst!*

*Du hattest doch auch immer Spaß am Sex – warum hast du jetzt die Lust verloren?*

*Oder geht es tatsächlich nur um Sex mit Sabine, den du verweigerst?*

*Ich danke dir jetzt schon für deine Antwort!*

*Dein Jörg*

Jörg zweifelt etwas, ob diese Methode auch bei ihm funktionieren wird, vor allem bei einem so sensiblen Thema, aber seine linke Hand lässt ihn nicht im Stich:

*Lieber Jörg,*

*ich kann nicht, weil ich nicht will! Da gibt es keinen organischen Grund, und es ist auch nicht so, dass ich keine Lust mehr hätte, im Gegenteil! Ich mag nur den mehr und mehr sich aufbauenden Druck nicht mehr, den Sabine auf uns beide ausübt.*

*Weißt du, es schaukelt sich immer weiter auf – sie ist ja nicht nur darin sehr fordernd, sie ist es generell.*

*Und ich habe mehr und mehr den Eindruck, ich solle verschlungen werden.*

*Sie ist derart Besitz ergreifend, dass ich da einfach nicht mehr mitspiele.*

*Du merkst das vielleicht gar nicht immer, weil du sehr gutmütig bist.*

*Ein anderer Mann hätte doch längst schon wo anders sein Glück versucht, aber du bist trotz all der Verdächtigungen treu.*

*Versteh mich richtig, ich habe nichts gegen Treue und ich habe nichts gegen vertrautes Terrain, aber ich verabscheue Druck.*

*Und diesen Druck empfinde ich nicht nur von deiner Frau, sondern mehr und mehr nun auch von dir – und da spiele ich einfach nicht mehr mit.*

*Sabine sucht Sex als Bestätigung ihrer Weiblichkeit, die sie mit zunehmenden Alter zu verlieren fürchtet – da geht es gar nicht so sehr um ein sexuelles Bedürfnis, sondern viel mehr um das Thema Bestätigung.*

*Ich hoffe, ich konnte dir mit diesen Bemerkungen helfen.*

*Übrigens kann ich dir die Antwort auf deine Frage nicht geben – ich weiß nicht, ob andere Männer auch mit ihrem Penis sprechen, aber ich finde es nett, wenn du mit mir kommunizierst – aber in Zukunft bitte ohne Druck.*

*Dein Penis*

Als Jörg mir von dieser Antwort erzählt, wirkt er etwas erstaunt, aber er muss eingestehen, dass diese Hinweise nicht ganz unberechtigt sind.

In letzter Zeit hätte er sich immer wieder gefragt, warum Sabine gar so viel Druck ausüben würde – früher wäre sie lange nicht so leidenschaftlich gewesen.

Und die ständigen Vorwürfe und völlig unberechtigten Verdächtigungen fände er auch merkwürdig.

Vielleicht, so fragt er sich, hätte sie einfach Angst, ihn zu verlieren und würde deshalb so rotieren.

Mir kommt es so vor, dass ein möglichst offenes klärendes Gespräch hier zu einer Lösung führen kann, so rate ich Jörg, seine Frau einfach einmal zu fragen, ob es ihr tatsächlich um Sexualität gehe oder ob sie in Wahrheit Angst hätte, ihn zu verlieren.

Auf meine diesbezügliche Frage bestätigt er, dass er in letzter Zeit tatsächlich oft später heimgekommen sei als früher üblich – vor allem wohl aus Angst vor einer neuerlichen Schlappe –, sodass Sabine mit ihrem Unbehagen offenbar nicht ganz so Unrecht hätte.

Allerdings würde sie es falsch deuten – und das könne in einem offenen Gespräch wirklich geklärt werden.

Die Angriffe seines Penis auf seine Frau könne er nicht ganz nachvollziehen, aber er würde das nun etwas aufmerksamer beobachten.

Natürlich sei sie ziemlich dominant, aber das wäre sie eigentlich immer schon gewesen; und das hätte ihn nicht sonderlich gestört. Und jetzt sei sie zuweilen auch fordernd, das sei schon richtig…

Sie sei auch ja um einiges älter als er, erwähnt er jetzt, und vielleicht würde sich da bei ihr jetzt auch etwas wie Torschlusspanik bemerkbar machen, die Angst, dem jüngeren Mann nun nicht mehr zu genügen.

Aber da könne er sie beruhigen: er würde sie nach wie vor lieben und ihr das nun auch ehrlich versichern können, um sie zu beruhigen.

Vielleicht würde dadurch alles wieder ins Lot kommen!

## Ich verlange eine Unter-Brechung!

An einem gemeinsamen Ski-Wochenende in den wunderschön verschneiten Bergen und bei strahlend blauem Himmel stoßen Vater und Tochter auf der Piste zusammen.

Dem kleinen Mädchen passiert nichts, der Vater zieht sich einen Knochenbruch zu und tobt.

Die letzten Monate haben sich diese beiden immer wieder Wortgefechte geliefert – verbale Zusammen-Stöße also –, weil die rigiden Vorstellungen zum Thema Erziehung, mit denen der etwas späte Vater versucht, seine kleine Tochter zurecht zu biegen, bei dieser auf gewaltigen Widerstand stoßen.

Es ist nicht so, dass die kleine Sophie besonders stur wäre oder unzugänglich – so gibt es mit ihrer Mutter im Wesentlichen auch kaum Probleme –, aber die autoritäre und ziemlich konservative Haltung des Vaters lässt ihren Trotz zur Hochform aufblühen.

Und diese sich mehr und mehr hoch lizidierenden Auseinandersetzungen kulminieren nun offenbar auf der Ski-Piste in einem Crash.

Freds Bein muss eingegipst werden und er fällt für einige Wochen beruflich aus, was er als absolute Katastrophe empfindet – seine Frau übrigens auch, denn sie hat ihren nun noch mehr aufbrausenden Nörgler ständig daheim.

Darüber hinaus darf sie sich die verbalen Attacken ihrer beiden Kampfhähne nun nicht nur abends anhören, wie normaler Weise, wenn ihr Mann meist recht spät von der Arbeit heimkommt, sondern jetzt bereits ab Mittag, wenn ihre kleine Tochter vom Kindergarten heimkommt – und es dauert meist keine halbe Stunde, ehe die beiden aneinander geraten.

Fred ist absolut nicht bereit, sich selbst in Bezug auf seinen Knochenbruch zu hinterfragen – schuld ist ohnehin seine Tochter, die einfach besser aufpassen hätte müssen.

Sie sei zwar noch klein, das gesteht er ja ein, dennoch hätte sie falsch reagiert – und basta!

Allerdings will und will die Verletzung nicht heilen und im – an sich gut versorgten – Wundbereich entwickelt sich eine böse Eiterung, die weder auf die lokale Antibiotika-Therapie anspricht, noch durch die daraufhin eingesetzte systemische Therapie zu beherrschen ist.

Auch nicht auf das neue Breitband-Antibiotikum, das zwar massive Durchfälle auslöst, aber an der Infektion der Wunde nicht viel ändert.

Als erstmals das Wort Amputation fällt, gerät Fred in Panik und ist dann sogar bereit, meiner Empfehlung, er solle doch einmal einen Brief an sein gebrochenes Bein schreiben und dieses fragen, was für eine Botschaft hinter der nicht zu beherrschende Verletzung steckt, zu folgen.

Scheinbar weichgeklopft von der bedrohlichen Prognose, die wie ein Damokles-Schwert über ihm zu hängen scheint und angesichts der bedenklichen Miene der ratlos den Kopf schüttelnden Ärzte, macht er sich daran, seinem Bein einen Brief zu schreiben und es nach der Botschaft hinter dieser nicht heilen wollenden Verletzung zu befragen.

*Hallo, Bein,*

*wahrscheinlich ist es völlig absurd, mit dir zu korrespondieren, aber ich bin tatsächlich in Sorge.*

*Meine Frau meint, es gäbe wohl einen Grund dafür, dass diese Verletzung nicht heilen will, und weil ich selbst am Ende meines Lateins bin, frage ich nun dich –*

*ohne allzu viel Hoffnung, aber vielleicht gibt es ja doch hilfreiche Ratschläge.*

*M.f.G.*

*Fred*

Eher unwillig nimmt Fred dann den Kugelschreiber in die linke Hand und wundert sich ganz schön, als diese tatsächlich zu schreiben beginnt:

*Einen schönen Nachmittag, mein lieber Fred,*

*ja, es gibt tatsächlich eine Botschaft hinter deiner nicht heilen wollenden Verletzung und wenn ich auch nicht allzu große Hoffnung habe, dass du meine Hinweise ernst nehmen wirst, so will ich sie dir dennoch geben – vielleicht geschehen ja doch noch Wunder?*

*Dein Knochen-Bruch hat zu einer Unter-Brechung deines Alltags geführt und möchte dich zu einem bewussten Innehalten und Bilanz ziehen bewegen – wobei es in diesem Fall um eine innere Bewegung geht, die hier von dir gefordert wird, statt der äußeren Bewegungen, zu denen du ja immer schon viel mehr bereit warst, und die dir jetzt unmöglich gemacht wurde!*

*Wenn es hier zu einem Ab-Bruch gekommen ist, dann ist genau dieser Abbruch des Alten von dir gefordert – du scheinst in uralten Mustern gefangen zu sein, die du von deinen Eltern übernommen hast, die diese wiederum von ihren Eltern übernommen haben, die diese wohl auch von ihren Eltern übernommen haben und so fort.*

*Diese Unter-Brechung möchte dich darauf hinweisen, dass ein Durch-Bruch von dir gefordert ist, daher war dein Knochenbruch auch kein geschlossener, sondern ein offener.*

*Und daher steht jetzt tatsächlich eine Amputation im Raum, die einen kompletten Ab-Bruch erzwingen würde – die du jedoch nicht unbedingt brauchen solltest.*

*Deine Knochen – als Halt gebende Funktionseinheit deines Körpers, wollen dir zwar Festigkeit ermöglichen, Haltung, Stärke, Standfestigkeit.*

*Aber dabei geht es nicht um die Starre, die leblose Erstarrung, die du gerade in letzter Zeit mehr und mehr gelebt hast.*

*Seit dein kleines quietschlebendiges Menschenkind tagtäglich deine Flexibilität herausfordert, wirst du anstatt weicher, nachsichtiger und liebevoller immer noch härter, verknöcherter und starrsinniger – und damit auch lebloser.*

*Deine Unbeugsamkeit, die sich dogmatisch auf längst überholte Grundsätze versteift, ist nicht mehr zeitgemäß – vor allem nicht in deiner noch recht jungen Rolle als Vater braucht es Flexibilität und eine gewisse Anpassungsfähigkeit – eure Kinder können euch große Lehrmeister sein, wenn ihr euch ihrer Leitung hinzugeben bereit seid, weißt du das?*

*Je starrer du wirst, je dogmatischer und autoritärer du mit ihr umgehst, umso mehr möchte sie dir mit ihrer erfrischenden Lebendigkeit zeigen, was Leben heißt.*

*Ist dir nicht aufgefallen, dass deine Tochter sich bei diesem Zusammenstoß keinen Knochenbruch zugezogen hat und dass ihre kleine Platzwunde wunderbar verheilt ist?*

*Es ist schon richtig, dass kindliche Knochen generell flexibler sind und daher nicht so leicht brechen, dennoch gibt es Knochenbrüche auch bei Kindern – nicht hier in diesem Fall bei deiner kleinen Lehrmeisterin.*

*Dies, mein lieber Fred, gilt es zu erkennen und anzuerkennen, dann braucht es keine Amputation, denn dann wird die Therapie, die du bekommst, endlich anschlagen.*

*Übrigens ist deine Starre nicht auf dein Knochensystem beschränkt, sie zeigt sich auch in der massiven Verkalkung deiner Blutgefäße – hier lauert die nächste Gefahr, wenn du nicht bereit bist, neue Wege einzuschlagen.*

*Denn auch deine Gefäße können Botschaftsträger sein mit ihrer Symptomatik – welche das ist, brauche ich dir ja wohl nicht klar zu machen, oder?*

*Dein Bein, das sich im Namen deines ganzen Körpers ein Umdenken wünscht!*

Fred ist verständlicherweise wie vor den Kopf gestoßen und zuerst alles andere als bereit, diese Hinweise ernst zu nehmen. Im Gegenteil, er rappelt noch mehr als vor diesem Dialog, weil er sich nun in die Enge getrieben fühlt.

Dennoch beginnt er nun, seine Tochter mehr zu beobachten, als sie wie bisher ständig zu Recht zu weisen. Er hat ja viel Zeit, da er die meiste Zeit bloß auf dem Sofa liegen und bestenfalls lesen kann.

Aber auch das geht nicht den ganzen Tag über, daher verlegt er sich mehr und mehr auf die Beschäftigung mit seiner Tochter – teils im direkten Spiel mit ihr, teils auch einfach in der Beobachtung ihres Tuns.

Und nach und nach breitet sich eine neue Weichheit in ihm aus. Immer wieder ertappt seine Frau, der dieser Wandel in ihm rasch aufgefallen ist, ihn beim Lächeln, während er Sophie betrachtet, und sie nimmt auch einen neuen Tonfall bei ihm wahr – vor allem im Umgang mit der kleinen Tochter, aber auch mit ihr.

Und dann kommt erstmals seit dem Unfall ein zuversichtlich stimmender Befund – die Ärzte meinen, sie hätten nun endlich das richtige Antibiotikum gefunden, aber Tamara bringt das eher mit seiner neuen Einstellung in Verbindung, die sie sehr hoffnungsvoll stimmt!

## Adieu Freiheit!

Marios Kopf schmückt eine prächtige Künstler-Mähne, mit der er seine Extravaganz und seine liberale Geisteshaltung deutlich auch nach außen hin dokumentiert.

Schon mancher hat ihn bewundernd darauf angesprochen, und ab und zu kommt die – etwas Neid durchscheinen lassende – Frage, ob diese Haarpracht tatsächlich echt sei.

Vor allem Damen allen Alters zeigen sich gern in seiner Nähe, angezogen von seinem umwerfenden Charme und dem ganz besonderen Charisma.

Aber er gilt ganz allgemein als beliebt in der Gesellschaft – auch wenn mancher sich durch diese Mähne an einen sich aufplusternden Vogel erinnert fühlt.

Als in Zeiten wirtschaftlicher Flaute auch ein großer Teil der Künstler in Bedrängnis kommen, sieht es so aus, als müsse auch Mario Haare lassen.

Nicht lange nachdem er, um überleben zu können, eine Stelle als Kunsterzieher annimmt – annehmen muss, wie er sich ungern selbst eingesteht –, beginnt er unter massivem Haarausfall zu leiden, der ihn geradezu in Panik versetzt.

Wie würde er aussehen, wenn er sein Markenzeichen verlieren würde – nicht auszudenken!

Ich erzähle ihm von der Möglichkeit, seinen Haaren einen Brief zu schreiben und sie um die Bedeutung ihres ihn zur Verzweiflung bringenden Rückzugs zu befragen.

Aufgeschlossen, wie er ist, greift er diese Idee interessiert auf und bekommt dabei interessante Hinweise.

*Meine geliebten Haare!*

*Seit einiger Zeit verlasst ihr mich in erschreckender Zahl und ich frage mich – und nun auch euch! – was wohl dahinter stehen könnte.*

*Mir ist aufgefallen, dass der Beginn dieses massiven Haar-Ausfalles in etwa mit meiner durch die Umstände erzwungenen Wiederaufnahme meiner Kunsterzieher-Tätigkeit zusammen gefallen ist – gibt es da tatsächlich einen Zusammenhang?*

*Oder ist dieser Haar-Verlust erster äußerer Ausdruck einer schweren Erkrankung?*

*Oder ist er einfach Ausdruck eines Alterungs-Prozesses?*

*Und kann ich irgendetwas dagegen tun?*

*Danke im Vorhinein für eure Antwort,*

*Mario – ziemlich beunruhigt!*

Als seine linke Hand nach kurzer Einstimmung auf seine Mähne zu schreiben beginnt, ist Mario hoch erfreut!

*Lieber Mario,*

*ja, du hast den Zusammenhang richtig erkannt: die zeitliche Koinzidenz zwischen unserem Rückzug und deiner neuen sicheren Stellung ist kein Zufall.*

*Aber es wäre zu kurz gesprungen, würdest du dich jetzt vor die Alternative gestellt sehen: entweder Lehrer-Dasein oder Haarpracht – dieser Schluss wäre tatsächlich etwas kurzsichtig.*

*Wir als deine Haare erfüllen ja verschiedene Funktionen in deinem Leben – einerseits bist du als Mann nicht allzu groß und mit uns wirkst du größer als du bist, was du gern noch zusätzlich durch etwas höhere Absätze erzielst.*

*Wenn du dich nun in die Sicherheit eines Beamten-Daseins begibst, dann fühlt sich das für dich so an, als würdest du dich damit klein machen, als würde es dich klein machen, jetzt etwas machen zu müssen, was du nicht gerne tust – was ja nur dann der Fall ist, wenn du die entsprechende Einstellung zu dieser Tätigkeit hast.*

*Haare sind auch ein Sinnbild für Freiheit – und diese siehst du nun in deiner fixen Anstellung gefährdet, ja sogar verloren.*

*Aber weißt du, wahre Freiheit herrscht im Inneren.*

*Es kann ein Gefangener freier sein als jemand, der ganz und gar keine sozialen Bindungen hat – vielleicht möchtest du ja auch noch einmal deine etwas naiven Vorstellungen zum Thema Freiheit überdenken …*

*Andererseits erhöht eine auffallende Haar-Pracht immer auch Macht und Ansehen – was für manche nur möglich ist, indem sie sich mit fremden Federn schmücken, also eine Perücke oder ein Toupet verwenden.*

*Du hast das nie gebraucht, weil du tatsächlich einen prächtigen Haarschopf hattest.*

*Und im Grunde hast du ihn ja immer noch, wiewohl er nun durch die ersten Verluste etwas ausgedünnt ist.*

*Aber nun hast du den Eindruck, dass dich diese neue Abhängigkeit als Angestellter deiner Macht und Freiheit beraubt – so hast du sogar erwähnt, dass du jetzt „Haare lassen müsstest“, weil die finanziellen Umstände dich dazu zwingen würden.*

*Auch dies ist ja letztlich bloß eine Frage der Einstellung, denn auch als Selbständiger bist du letztlich nie vollkommen autark – als Künstler beispielsweise bist du abhängig von deinen Galeristen und deinen Käufern.*

*Und noch eine wichtige Funktion haben Haare: sie dienen im energetischen Sinne als Antennen. So versuchst du auch, dich deiner Empfangsorgane zu entledigen, damit du das, was deiner Ansicht nach nun aus deinem Leben geworden ist, leichter erträgst.*

*Aber du kannst deine Ansicht ändern und brauchst dein Markenzeichen nicht unbedingt zu opfern. Glücklicher Weise lebst du auch in einer Zeit, in der es möglich ist, mit einer solchen Frisur den Lehrerberuf auszuüben – zumindest in deiner Funktion als Kunsterzieher. Eine Offiziers-Laufbahn könntest du so kaum einschlagen.*

*Also trachte danach, eine gesündere Einstellung zu dieser neuen Lebensaufgabe zu gewinnen – sieh den Lehrerberuf nicht als etwas zu Verachtendes, weit unter deiner Würde Stehendes! Sondern als wunderschöne Aufgabe, die dich ganz und gar erfüllen kann, wenn du sie bewusst gern ausübst – ambitioniert und mit großer Wertschätzung den jungen Menschen gegenüber, denen du helfen kannst, ihre Kreativität zu wecken und auszuleben!*

*Das ist eine sehr schöne Aufgabe, weißt du?*

*Deine Haarpracht, die hofft, dich zu einer annehmenderen Einstellung dieser neuen Lebensphase gegenüber bewegen zu können, damit du eben nicht Haare lassen musst!*

Mario ist zutiefst dankbar.

## Ich will mich einfach hängen lassen ...

Ich kenne Franziska, eine sehr gepflegte, sehr auf ihr Äußeres bedachte und stets lächelnde Dame seit einigen Jahren.

Immer wieder wundere ich mich über ihre scheinbar durchgehende Ausgeglichenheit – da kommt kein böses Wort über ihre Lippen, alle sind lieb, alles ist gut, was auch immer in ihrem Leben passiert.

Harmonie sei ihr wichtig, so versichert sie, und Symmetrie natürlich auch, daher stört sie die Tatsache, dass ihre beiden Gesichtshälften – wie bei jedem Menschen – unterschiedlich sind.

Am liebsten würde sie diesen Lapsus der Natur chirurgisch korrigieren lassen.

Und dann geschieht etwas, was ihre auffallende Diszipliniertheit aus den Fugen geraten lässt und ihr tatsächlich an die Substanz geht: sie erleidet eine Fazialis-Parese, bei der ihre gelähmte Gesichts-Hälfte die kleine Asymmetrie eines normalen Gesichtes bis zur Karikatur verschärft.

Franziska ist verzweifelt und möchte sich nur mehr zurückziehen – so könne man sich einfach nicht blicken lassen.

Dennoch findet sie ihren Weg zu mir – das Gesicht so weit wie möglich durch ein edles Seidentuch verhüllt und versteckt hinter einer großen Sonnenbrille trotz des trüben Wetters.

Sie erzählt mir ihre Leidens-Geschichte und fragt, ob ich irgendeine hilfreiche Idee für sie hätte.

Die Ärzte wollten ihr Kortison verabreichen, aber das hätte sie nicht annehmen wollen.

So empfahlen sie ihr einfach Ruhe – und das könne es ja wohl nicht sein.

Was sollte sie meiner Ansicht nach tun?

Auch in diesem Fall sehe ich eine große Chance im Links-Schreiben und rate ihr, ihre rechte Gesichts-Seite nach der Bedeutung dieses verunstaltenden Ausfalls zu fragen.

*Liebe rechte Gesichts-Seite,*

*was möchtest du mir mit diesem schrecklichen Bild mitteilen?*

*Du weißt, wie wichtig mir Ebenmäßigkeit und Ausgeglichenheit ist, und du weißt, wie sehr ich unter dieser grausamen Verunstaltung leide – bitte hilf mir.*

*Eine ganz und gar verzweifelte Franziska!*

Zuerst etwas zögerlich beginnt ihre linke Hand zu schreiben – nicht besonders gut leserlich, aber dennoch mit einer klaren Aussage:

*Liebe verzweifelte Franziska,*

*ja, du bist ver-zwei-felt, nicht nur psychisch, sondern nun auch nach außen hin sichtbar.*

*Krankheit zwingt euch immer bis zu einem gewissen Grad zur Ehrlichkeit.*

*Aber in deinem Fall ist die Ehrlichkeit so offensichtlich, dass du sie nicht mehr verstecken kannst – weder vor dir selbst noch vor anderen! Anders als alle deine Gefühle, die du bisher einfach nicht an die Oberfläche kommen hast lassen, weil sie dein extremes Bedürfnis nach Harmonie gestört hätten.*

*Ja, ich bin gerne bereit, dir auf die Sprünge zu helfen, und ich werde dich die Botschaften selbst erkennen lassen.*

*Betrachte einfach die für deinen Geschmack allzu ehrliche Symptomatik: da ist einerseits das hängende Unter-*

*lid und der hängende Mundwinkel – was, meinst du, zeigt diese Kombination nach außen hin?*

*Dann ist da der unkontrollierbare Tränenfluss – wofür spricht der deiner Ansicht nach?*

*Und die Tatsache, dass du auf der kranken Seite deinen Speichel nicht mehr zurück halten kannst?*

*Hinzu kommt ja deine starke Lärm-Empfindlichkeit – wozu möchte sie dich wohl bewegen?*

*Dann kannst du dich auch fragen, welcher Wunsch hinter dem Hängen-Lassen deiner rechten Gesichts-Seite steht.*

*Und vielleicht ist dir aufgefallen, dass auf der betroffenen Seite die Falte zwischen Nase und Mundwinkel kaum mehr zu sehen ist – diese Gram-Falte, die euch zeigt, dass ihr allzu viel in euch hinein fresst.*

*Was glaubst du, könnte das heißen?*

*Was fällt dir zu all dem ein, liebe Franziska?*

*Ich meine, du wirst Freude dran haben, die Botschaften selbst heraus zu finden – denn dann wird es dir auch leichter fallen, sie umzusetzen und damit Heilung zu ermöglichen!*

*Deine rechte Gesichts-Seite – entspannt durch die Lähmung aber gespannt auf deine Erkenntnisse!*

Erstaunt nimmt Franziska dieses Ratespiel auf:

*Liebe rechte Gesichts-Seite!*

*Zuerst danke ich dir, dass du mir tatsächlich geantwortet hast, ich war da ja eher skeptisch.*

*Du stellst mir einige Fragen – ja, vielleicht finde ich Ideen dazu …*

*Dass mein Mundwinkel so hässlich herunter hängt, lässt mich einfach nicht mehr lächeln.*

*Oder nur einseitig, und dabei entsteht eine entsetzliche Fratze! Weil ja auch das rechte Auge nicht mehr lächeln möchte.*

*Und die Tränen, die fast ständig fließen, verraten vielleicht Trauer?*

*Eine Trauer, die ich bisher nicht zeigen wollte?*

*Meinst du etwa, ich hätte allzu lange gute Miene zum bösen Spiel gemacht?*

*Du schreibst, dass Krankheit ehrlich macht – meinst du also, dass das, was du jetzt zeigst, meine ehrliche Einstellung zum Leben ist?*

*Das wäre denn doch extrem negativ! Oder auch ziemlich ambivalent ...*

*Und dass ich meinen Speichelfluss auf der kranken Seite nicht mehr zurück halten kann, erinnert mich an ein Baby oder auch an einen alten Menschen – beide haben keine Kontrolle über sich! Ekelhaft ist das.*

*Meinst du etwa, dass ich zu lange versucht habe, mich zu kontrollieren?*

*Die Nasenfalte geht mir übrigens gar nicht ab, die hätte ich auf der anderen Seite auch lieber weg.*

*Aber du hast vielleicht Recht, da schwelt offenbar einiges an Kummer und Gram in mir ...*

*Und dass ich so extrem lärmempfindlich bin?*

*Das bringt mich –zusätzlich zu diesem extrem hässlichen Aussehen – dazu, mich von der Außenwelt zurückzuziehen.*

*Allerdings kann ich darin keine Botschaft erkennen?*

*Auch nicht in der Tatsache, dass ich das rechte Auge weder ganz schließen, noch ganz öffnen kann – ganz abgesehen davon, dass es lästiger Weise austrocknet.*

*Aber bei all dem ist diese qualvolle Asymmetrie überhaupt das schlimmste – wobei ich natürlich nicht zwei solch kranke und schlaffe Seiten haben möchte.*

*Ich fühle mich richtig gespalten – liegt auch darin eine Bedeutung?*

*Diese Diskrepanz ist eigenartig – sagst du mir bitte etwas dazu?*

*Danke dir für deine Hilfe, hier Klarheit zu gewinnen, wenn auch die Art und Weise, wie du mich aufmerksam gemacht hast, alles andere als angenehm ist!*

*Franziska*

Und nach und nach findet sich die linke Hand in ihre neue Aufgabe:

*Liebe Franziska,*

*ja, du hast einiges sehr richtig erkannt, einiges scheint dir noch nicht ganz klar zu sein.*

*Was glaubst du, könnte hinter dieser Diskrepanz stecken?*

*Es ist doch ganz einfach: du hast zwei Seiten in dir, so wie jeder Mensch.*

*Du hast natürlich eine helle, lichte, liebevolle und lächelnde Seite in dir, aber du hast auch eine dunkle Schattenseite, und die möchtest du nicht so gern wahrhaben und schon gar nicht nach außen zeigen – daher schluckst du vieles, verdrängst anderes.*

*Und all das ist nun hervor gebrochen und zeigt sich in der halbseitigen Fratze.*

*Wenn du dich in deiner Ganzheit annimmst und dir auch einmal Trauer zugestehst oder Ärger, wenn du auch einmal zeigst, dass es dir nicht so gut geht, wenn du also deinem Schatten seine legitime Lebens-Berechtigung zugestehst, dann braucht er sich nicht so massiv Gehör verschaffen – oder in diesem Fall eigentlich Gesicht.*

*Und dass du im außen so geräuschempfindlich bist und damit die Tendenz hast, dich zurück zu ziehen, möchte genau das erreichen: zieh dich zurück und tauch ein in deine eigene Mitte.*

*Hör eine Weile nicht nach außen, sondern hör in dich hinein, hör deine Innere Stimme!*

*Du möchtest ja vor allem deshalb nach außen hören, um ja möglichst alles zu erfahren, was du zu brauchen glaubst, um Unebenheiten zu glätten, um die Harmonie ja nicht zu gefährden oder zumindest möglichst rasch wieder herzustellen, wenn sie ins Wanken kommt.*

*Und all das ist auf Dauer viel zu stressig!*

*Daher verordnen dir deine Ärzte auch Ruhe, Rückzug, Entspannung – du sollst dich so entspannen, wie deine rechte Gesichts-Seite es jetzt ist.*

*Sie ist es, weil sie gelähmt ist, aber du solltest diese wichtigen Phasen der Entspannung zwischen den Phasen der Aktivität einhalten, sie gehören ebenso dazu, wie du ein- und ausatmen musst.*

*Das eine geht nicht ohne dem anderen!*

*Geben und Nehmen sollten im Ausgleich sein, und wenn du die Entspannung nicht selbst einhältst, wird sie dir auferlegt.*

*Deine rechte Gesichts-Seite – zuversichtlich angesichts deiner Einsicht!*

## Du sollst Vater und Mutter ehren, aber ...

Nikolaus lebt als Single in der Wohnung neben der seiner Mutter.

Er ist um die Vierzig, arbeitet als Buchhalter und träumt von einer eigenen Familie – aber bisher wurde noch jede potenzielle Partnerin binnen kürzester Zeit von seiner Mutter vergrault.

Stets mit dem Argument, sie sei nicht gut genug für ihn, er hätte sich etwas Besseres verdient.

Als ich erstmals seine Hände sehe, erschrecke ich, denn von den Fingernägeln sind gerade einmal fünf Millimeter übrig, der Rest ist so feinsäuberlich weggebissen, dass die Fingerkuppen weit über die Nägel hinaus reichen – und auch sie sind bereits angeknabbert.

Nikolaus erzählt, dass er immer schon, so lange er sich erinnert, Nägel gebissen hätte.

Auf meine Frage, wie er denn als Kind gewesen wäre, meint er, das wisse er nicht genau, aber es hieße seitens seiner Mutter immer, er sei so aggressiv gewesen und sie hätte es gar nicht leicht gehabt mit ihm.

Auch jetzt beschwere sie sich viel über ihn, wiewohl er sich seiner Ansicht nach ohnehin viel um sie kümmern würde – eigentlich seine ganze Freizeit teile er mit ihr.

Aber er hätte den Eindruck, er könnte ohnehin machen, was er wollte, sie wäre niemals zufrieden.

Ja, so stimmt er mir zu, natürlich würde er sich eine Frau und Kinder wünschen, aber das wäre sehr schwierig, weil seine Mutter sehr hohe Ansprüche an ihre zukünftige Schwiegertochter stellen würde, der kaum eine Frau nachkommen könne – und teilweise wohl auch gar nicht wolle.

Er hätte sich, so meint er, damit abgefunden und vertröste sich selbst auf die Zeit nach ihrem Heimgang –

nur das Nägel-Beißen würde ihn so stören und deshalb suche er nun meinen Rat.

Auch ihm empfehle ich, einen Brief an seine Nägel zu schreiben und sie über seine nicht-dominante Hand antworten zu lassen.

Etwas belustigt stimmt er zu und verspricht, das einmal zu versuchen.

*Liebe Nägel,*

*ich habe etwas Unbehagen bei dem Gedanken, euch zu schreiben und um Hinweise zu bitten, weil ich euch ja nicht gerade gut behandle.*

*Aber vielleicht hilft mir ja auch das, was ihr mir zu sagen habt, um endlich mit diesem Zwang fertig zu werden!*

*Niki – sehr neugierig!*

Und tatsächlich antwortet seine linke – ebenso wie die rechte fast nagellose – Hand zu seinem großen Erstaunen:

*Lieber Nikolaus,*

*Niki nennt dich symptomatischer Weise nur deine Mutter und dazu sind wir nicht bereit!*

*Du bist ein erwachsener Mann!*

*Ja, du behandelst uns tatsächlich nicht so, wie wir uns das wünschen würden, aber vielleicht schaffen wir ja gemeinsam die längst fällige Lebensumstellung …*

*Wenn du an die Redewendung „die Krallen zeigen" denkst und dir dann uns, deine Nägel – oder das, was davon übrig ist – anschaust, dann wird dir wohl rasch klar, was du mit deinem zwanghaften Nägel-beißen tust.*

*Im Tierreich dienen Krallen dazu, sich zu wehren oder auch anzugreifen – beides würdest du dir nie zugestehen.*

*Daher entledigst du dich geflissentlich deiner Waffen.*

*Und dies gleich im doppelten Sinn: einerseits kaust du deine Nägel so lange, bis nichts mehr davon übrig ist, und andererseits hältst du auf diese Weise auch deine Zähne beschäftigt – die ja auch für Aggression stehen – damit du ja nicht bissig wirst.*

*Und wenn du dich nun fragst, gegen wen du solche Aggressionen hast, die du unbedingt unterdrücken musst – oder zu müssen glaubst – dann ist das Bild ja wohl klar, nicht wahr?*

*Du sollst deine Mutter ehren, aber es sollte nicht so extrem auf deine Kosten sein.*

*Deine Mutter hat dich nie du selbst sein lassen. Auch zu Zeiten, als dein Vater noch lebte, hatte sie fest das Heft in der Hand und hat auch diesen unterdrückt, sodass jeglicher Versuch, sich hinter dich zu stellen, im Keim erstickt wurde.*

*Aber sie hat es listiger Weise nicht auf aggressive – und damit ehrliche Weise – getan, sondern ziemlich manipulativ und unterschwellig, stets klagend und die arme Leidende spielend, sodass ihr beiden Männer euch kaum wehren konntet.*

*Dein Vater hat es vorgezogen, das Zeitliche zu segnen, du hingegen träumst von einer eigenen Zukunft nach dem Ableben deiner Mutter – es fragt sich nur, ob das ein sinnvoller Umgang mit deinem eigenen Leben ist!.*

*Bei der hohen Lebenserwartung in der mütterlichen Linie deiner Familie könnte deine Familienplanung ins Wasser fallen, wenn du tatsächlich auf diese Art von Befreiung wartest.*

*Unser Vorschlag wäre, dir einmal zu überlegen, ob du es dir nicht sehr wohl wert sein solltest, DEIN eigenes Leben zu leben, dir deine eigenen Wünsche zu erfüllen und der Frau, die gerne mit dir glücklich sein möchte, auch diese Möglichkeit zu geben.*

*Sonja, die dich ja auch zu dieser Beratung bewegt hat, könnte eine Kandidatin sein, mit der wir einverstanden wären – denn das ist von unserer Seite auch nicht selbstverständlich.*

*Wir wären nicht sehr glücklich mit einer Kopie deiner Mutter.*

*Du hast – und das ist das einzige, worin wir mit ihr konform gehen – das Beste verdient!*

*Du hast es verdient, glücklich zu sein, oder siehst du das anders?*

*Es stimmt, dass ihr eure Eltern ehren sollt, aber dies sollte innerhalb eines vernünftigen Rahmens geschehen.*

*Deine Nägel in der Hoffnung auf deine längst fällige Abnabelung!*

Und tatsächlich schafft Nikolaus diese – mit liebevoller Unterstützung seiner Sonja, die ihn mit einer Engelsgeduld aus seiner ungesunden Mutter-Bindung löst und mit ihm gemeinsam eine sehr fruchtbare Beziehung aufbaut.

Nach einigen Monaten kommen die beiden gemeinsam zu mir und Nikolaus zeigt mir stolz seine nachgewachsenen Fingernägel – die natürlich kürzer sind als Nägel, die nie einer solchen Tortur ausgesetzt waren.

Aber immerhin reichen sie nun schon fast an die Fingerkuppen heran und sind feinsäuberlich gepflegt.

## Heilige Helferin

Christa ist immer da, wenn jemand sie braucht, sie opfert sich für alle anderen auf – sowohl in der Familie wie in der Kollegenschaft, für ihre Freunde ebenso wie für ihre Patienten.

Sie hilft, wo sie kann, ist dabei übergewissenhaft und hat vor allem an sich selbst einen extrem hohen Anspruch auf Perfektion.

Dabei stellt sie sich selbst und alle ihre Ansprüche ans Leben immer wieder zurück.

Somit passt sie in das typische Bild einer Rheumatikerin und in ihrer klaren Selbsteinschätzung weiß sie das auch genau.

Daher wundert sie sich auch gar nicht weiter, als ihre Krankheit klassischer Weise an den kleinen Gelenken ihrer Finger beginnt – fast so als hätte sie es erwartet.

Die Diagnose wird rasch bestätigt und die gängige Therapie verordnet.

Wiewohl Christa erwartet hat, diese Diagnose eines Tages zu hören, ist sie dann, als es so weit ist, dennoch etwas konsterniert und fragt mich, ob ich irgend eine Idee hätte, was sie machen könnte, um zumindest das Fortschreiten etwas aufzuhalten.

Als Ärztin weiß sie ja genau, was sie erwartet – kennt sie doch allzu genau den üblichen Krankheitsverlauf.

Nun jedoch – etwas spät wohl, aber hoffentlich nicht zu spät – sieht sie Handlungsbedarf.

Abgesehen von der schulmedizinischen Therapie möchte sie auch alternative Angebote nützen.

Ich erzähle ihr, dass ich gehört hätte, Heilfasten könne den Krankheitsverlauf günstig beeinflussen.

Durch den Wegfall der Nahrung von außen würde der Körper dazu angeregt, Körpereigenes zu verbrennen – dadurch könnten sich unter anderem eben auch jene Ablagerungen lösen, die sich in den Gelenken festgesetzt hätten.

Wichtig wäre dabei aber, stets viel frisches, klares Wasser zu trinken, um die Entschlackung zu fördern.

Aber parallel dazu fände ich es sinnvoll, auch die psychischen Ablagerungen aus dem Schattenbereich ans Tageslicht zu bringen und zu bearbeiten.

Und eine gute Methode zu dieser Aufdeckung sähe ich in der Methode des Links-Schreibens.

Christa ist völlig klar, dass hier nicht bloß Somatisches abläuft und greift daher meinen Vorschlag freudig auf.

So beginnt ein intensiver Austausch zwischen der kranken Heilerin und ihrem Rheuma.

*Liebes Rheuma,*

*ich weiß, du wirst meinen, die Bezeichnung „liebes" sei nicht ehrlich, aber das ist, so ahne ich, auch eines meiner Probleme.*

*Manches von dem, was du mir schreiben wirst, ahne ich bereits, dennoch würde ich mich freuen, wenn wir diesen Gedankenaustausch pflegen könnten; denn ich glaube, du kannst mir sicher noch mehr Verborgenes – weil Verdrängtes – eröffnen, als ich bereits weiß.*

*Ich bin jedenfalls offen dafür und danke dir bereits im Voraus!*

*Christa – hoffentlich nicht auf dem Weg in die Invalidität!*

Und nun schreibt die linke Hand zum großen Erstaunen der Ärztin, die zwar prinzipiell offen ist für Neues, aber dennoch nicht erwartet hätte, hier eine dermaßen ergiebige, ja geradezu sprudelnde Wissens-Quelle gefunden zu haben:

*Liebe Christa,*

*ja, du hast mich als kluge Frau und psychosomatisch ausgebildete Ärztin vorher geahnt und dennoch nicht vermeiden können – das kommt wohl daher, dass etwas wissen nicht unbedingt bedeuten muss, es auch eins zu eins umsetzen zu können.*

*Immerhin freue ich mich, dass du diesen Dialog eröffnet hast und bin natürlich bereit, das, was ich weiß, mit dir zu teilen.*

*Und nicht nur das, ich möchte gern mit dir gemeinsam auf eine aufschlussreiche Entdeckungsreise gehen – eine Reise in deine eigenen Tiefen, um hier noch brach liegende Schätze ebenso zu heben wie in den Schatten Verdrängtes.*

*Die so genannten Leichen, die wohl jeder im Keller hat – nur ist nicht jeder ethisch so streng mit sich selbst wie du, meine liebe Christa!*

*Dass du eine wirklich extreme Perfektionistin bist, weißt du ebenso, wie du deine Tendenz kennst, dich für andere aufzuopfern – ob sie es nun verlangen oder nicht.*

*Daher hast du ja wohl auch diesen Beruf gewählt – man könnte dich als heilige Helferin bezeichnen.*

*Und du kennst wohl auch den Grund hinter deinem Helfersyndrom – neben anderen uralten Schuldgefühlen aus deiner Kindheit sind es die tief sitzenden Gewissensbisse, die du wohl immer noch nicht aufgelöst hast, wiewohl sie längst überholt sind, wie du ja weißt.*

*Dein Mann betrügt dich seit Jahren und du weißt es, weil er sich auch gar nicht die Mühe gemacht hat, diese Tatsache geheim zu halten.*

*Er hat den bequemeren Weg gewählt und dich vor vollendete Tatsachen gestellt.*

*Und wiewohl es dir in deinem hohen moralischen Anspruch ja alles andere als egal ist, akzeptierst du es, weil du die Familien-Harmonie nicht aufs Spiel setzen möchtest.*

*Du meinst, du müsstest der Kinder wegen zurück stehen und gute Miene zum bösen Spiel machen – und das ist im Grunde genommen eine Lüge.*

*Und auch die siehst du dir nicht gerne nach, das heißt, du scheinst hier wirklich in einem Teufelskreis gefangen zu sein …*

*Aber zumindest könntest du dir deinen eigenen Fehltritt in jungen Jahren nachsehen und vergeben, mit dem du in Wahrheit niemandem etwas zuleide getan hast, weil damals niemand etwas davon wusste.*

*Selbstvergebung ist ein ganz wichtiger Teil im Heilungsprozess!*

*Ist dir eigentlich klar, dass deine Selbstaufgabe in der tunlichen Unterdrückung all deiner Aggressionen über all die Jahre nun zu dieser selbst zerstörerischen Krankheit geführt hat?*

*Du weißt von der autoaggressiven Komponente des rheumatischen Formenkreises, du weißt, dass Rheumatiker die Aggressionen, die eigentlich anderen gelten würden, und die sie sich nicht nachsehen können, gegen sich selbst richten – jeder Schmerz ist im Grunde Selbstbestrafung.*

*Und du bestrafst dich einerseits für deine eigene uralte Sünde – die aus juristischer Sicht längst verjährt wäre.*

*Andererseits aber auch dafür, dass du deinem Mann seine Parallel-Beziehung zwar mehr oder weniger gestattest, weil du ja keine Konsequenzen daraus ziehst; zugleich aber nicht verzeihen kannst, sondern ihm dafür grollst.*

*Wiewohl kaum jemand das annehmen würde, weil du diese Inkongruenz ebenso gut versteckst – in deine Gelenke eben!*

*Du verschiebst deine inneren Kämpfe auf die Körper-Ebene – und hier im Speziellen in deine Gelenke, die ja in ihrer Funktion als Verbindungen zwischen zwei sich mit- und gegeneinander bewegende Einheiten die Beziehungs-Ebene symbolisieren.*

*Deine schmerzenden und mehr und mehr sich versteifenden Gelenke wollen dich an die schmerzhafte Starre in deiner ehelichen Beziehung erinnern.*

*Dein Rheuma in der Hoffnung auf Konsequenz aus der Einsicht!*

Betroffen, zugleich aber fasziniert von all dem, was ihre linke Hand hier alles aufdeckt, bestätigt Christa:

*Liebes Rheuma,*

*ja, du hast mit allem Recht, was du mir unter Schmerzen schreibst, denn auch das Schreiben tut mittlerweile weh.*

*Scheint fast so, als würde sich mein Körper gegen die Aufdeckung all dessen, was da im Untergrund schwelt, wehren.*

*Ja, es stimmt, ich fühle mich wie in einem Teufelskreis gefangen, wiewohl vor allem die Geschichte mit Hannes mich sehr fordert, ja so wie es jetzt aussieht, überfordert.*

*Ich habe lange Zeit gedacht, ich könne tolerant genug sein, um das wegzustecken, aber mein Körper zeigt mir in seiner Ehrlichkeit, dass dem offenbar doch nicht so ist.*

*Meine Beraterin hat mich darauf hingewiesen, dass Krankheit ehrlich macht – ja, es scheint fast so, als würdest du mich nun verraten.*

*Wobei ich dir das natürlich nicht vorwerfen möchte, im Gegenteil, ich sollte wohl froh sein, dass nun ein Punkt erreicht ist, an dem Konsequenzen notwendig werden – im Sinne von die Not wendend.*

*Interessant finde ich deinen Hinweis auf meine alte Sünde, an die ich nicht mehr gedacht habe, die mir aber – wie du richtig angemerkt hast – immer noch nachhängt.*

*Wäre mir das niemals selbst passiert, täte ich mich jetzt wohl auch leichter, von Hannes zu verlangen, er müsse sich entscheiden.*

*Und genau darum geht es auch.*

*Gelenke haben ja nicht nur die Funktion, die Beweglichkeit benachbarter Knochen mit und gegen einander zu ermöglichen, sondern sie gewährleisten auch die Weitergabe einer Bewegung von einem rumpfnäheren Knochen zum nächst entfernten.*

*Wenn ich mich selbst also als rumpfnäher sehe, dann wird das, was mich bewegt, in Bewegung bringt, auch meine Beziehung zu Hannes in Bewegung bringen.*

*Das wäre dann die Konsequenz, vor der ich noch zurück schrecke.*

*Der Austausch mit dir macht mich jedenfalls nachdenklich …*

*Deine Christa*

Nach und nach spürt Christa ihre beim Schreiben anfangs sehr schmerzhaften Gelenke gar nicht mehr so, weil sie so gebannt ist von diesem Dialog:

*Rheuma: Ja, liebe Christa, dein Gedanke, dass alles, was dich bewegt, in der Weitergabe der Bewegung automatisch auch Hannes betrifft und bewegt, gefällt mir gut!*

*Und wenn du ihn weiter denkst, dann wird klar, dass alles, was euch beide betrifft, natürlich auch eure Kinder betreffen wird.*

*Wenn du dich und deinen Mann beispielsweise in den beiden Unterarmknochen symbolisiert siehst, dann kannst du die Knochen der Hand sinnbildlich für deine Kinder sehen.*

*So wird alles, was dich bewegt, nicht nur deinen Mann mit in Bewegung bringen, sondern in weiterer Folge auch deine Kinder!*

*Und hier liegt wohl dein Hauptproblem – denn hättet ihr nicht Kinder miteinander, hättest du dich wohl schon längst befreit, oder?*

*Christa: Ich bin nicht sicher, ob du wirklich Recht hast, mein liebes Rheuma.*

*Glaubst du, dass ich wirklich nur der Kinder wegen bei Hannes geblieben bin?*

*Wenn ich tief in mich hinein höre, dann finde ich da einige Überzeugungen, die sicher auch mitgespielt haben – und die ich jetzt gemeinsam mit all den materiellen Schlacken, die sich in meinen Gelenken nieder geschlagen haben, gerne entsorgen würde.*

*Da ist einerseits dieses Bis-dass-der-Tod-euch-scheidet, das mich offenbar auch gehalten hat, denn wiewohl wir weit mehr geschiedene Paare in unserem Umkreis haben als nach wie vor verheiratete, wollte ich das anders machen.*

*Für mich war das sehr wohl ein Gelübde, an das ich mich halten wollte – wenn es mir nur irgend möglich ist.*

*Rheuma: Genau das ist der Punkt!*

*Dieses „wenn es dir nur irgend möglich ist" ist dehnbar, nicht wahr?*

*Christa: Ja.*

*Rheuma: Der hohe moralische Anspruch, den du vor allem an dich selbst stellst, lässt deine Schmerzschwelle ziemlich hoch schrauben.*

*Was glaubst du, wie andere das sehen würden, wüssten sie von deinem Kummer, den du nicht einmal dir selbst eingestehen möchtest!*

*Christa: Ja, das mag sein, aber weißt du, ich sehe ohnehin immer mein eigenes Ideal als Maß, nicht das, was andere denken, seien sie auch noch so klug.*

*Rheuma: Ja, und ein wenig stur bist du auch, nicht wahr?*

*Christa: Ja, da magst du Recht haben – passt ja, soweit ich mich erinnere, auch zur Rheuma-Persönlichkeit.*

*Rheuma: Allerdings! Abgesehen davon, dass du Gelübde und Eide „wenn es dir nur irgend möglich ist" halten möchtest, kommt übrigens noch etwas hinzu.*

*Hast du dich eigentlich schon einmal gefragt, warum dein Mann dir nicht treu ist?*

*Warum er letztlich nicht zu dir steht?*

*Warum er dich betrügt?*

*Christa: Offenbar genüge ich ihm nicht mehr.*

*Rheuma: Das wäre die vordergründigste Erklärung – aber hast du schon einmal davon gehört, dass andere euch mit dem, was sie mit euch tun, einen meist sehr treffenden Spiegel vor Augen halten, um euch zu zeigen, was auch ihr selbst mit euch tut?*

*Christa: Natürlich, diese Spiegelwirkung ist mir klar. Du meinst also, Hannes spiegelt mir mein eigenes Mir-nicht-treu-Sein, mein eigenes Nicht-zu-mir-Stehen und meinen eigenen Betrug an mir selbst?*

*Ja, das stimmt natürlich alles bis zu einem gewissen Grad – denn die Tatsache, dass ich mich damals für ihn entschieden habe, weil meine Eltern mich dazu gedrängt haben, zeugt ja auch genau davon.*

*Ich bin nicht meiner Liebe gefolgt, sondern meiner Pflicht, meinem Verantwortungsbewusstsein, meiner Folgsamkeit.*

*Aber ich habe tief in mir immer wieder deshalb gehadert. Und weil ich auch deswegen immer Schuldgefühle hatte, bestrafe ich mich wohl nun selbst mit einer Krankheit wie dir!*

*Rheuma: Heureka! Du fühlst dich als unwert und möchtest dir mit all deiner Selbstaufgabe deinen Wert beweisen, was natürlich nie funktionieren kann.*

*Der Wert eines Menschen ergibt sich nicht aus dem, was er tut, sondern aus dem, was er ist! Und du bist äußerst wertvoll, dennoch bist du es dir nicht einmal wert, dass dein Mann dir treu ist.*

*Christa: Offenbar, ja. Dann kann ich ihm ja auch gar nicht böse sein!*

*Rheuma: Nun, es geht nicht so sehr um böse sein – es geht darum, ob du etwas mit dir machen lässt, was dir weh tut.*

*Wenn du erkannt hast, dass er dir nur deinen eigenen Umgang mit dir selbst spiegelt, dann könntest du ihm sogar dankbar sein – dennoch musst du dir das, was dir weh tut, nicht unbedingt auch weiterhin gefallen lassen.*

*Böse sein, also Groll, führt ja vor allem dann zu Krankheit, wenn ihr euch diesen Groll nicht ein- und zugesteht und vor allem wenn ihr in dieser Schwingung bleibt.*

*Als erste Reaktion mag Ärger durchaus legitim sein, aber er sollte nicht zu einem quälenden und langfristig krank machenden Dauerzustand werden, sondern zu spannungslösenden Konsequenzen führen.*

*Christa: Heißt das, dass ich diesen Krankheits-Prozess stoppen und vielleicht sogar rückgängig machen kann, wenn ich all die Muster, die sich hier in dir manifestieren, erkenne und neue Wege finde, authentischere, ehrlichere vor allem?*

*Rheuma: Ja, das heißt es!*

*Du hast zwar gelernt, dass es gewisse Prozesse im Körper gibt, die nicht rückgängig zu machen sind und dass manche Prognosen einfach gegeben sind, aber du weißt genau, dass es immer wieder Fälle von Spontanremission – so nennt ihr das dann kryptisch – gibt. Und zwar bei den verschiedensten Krankheiten.*

*Weil diese Heilungsverläufe jedoch nicht in euer Weltbild passen und aus eurer Sicht nicht logisch erklärbar sind, wollt ihr euch gar nicht näher damit auseinander setzen – dennoch gibt es sie. Und vielleicht wäre es ganz gut, wenn du dich da ein Wenig einliest …*

*Christa: Ja, du hast Recht, es gibt diese Fälle, und vielleicht gibt es sie sogar auch bei Rheuma, aber ich glaube nicht, dass ich zu einer solchen Selbstheilung – denn das wäre es ja wohl – imstande wäre!*

*Rheuma: Warum nicht? Was spricht dagegen?*

*Christa: Die Tatsache, dass ich nicht dran glaube vielleicht?*

*Rheuma: Du glaubst nicht daran, dass es so etwas wirklich gibt?*

*Christa: Doch, das wird schon so sein, aber ich glaube nicht, dass ich das kann!*

*Rheuma: Was könnte dir helfen, diesen Glauben zu entwickeln?*

*Christa: Gute Frage …*

## Dankeschön

Genau wie in diesem letzten Dialog und all den anderen davor kann uns jedes unserer Organe, jede unserer Krankheiten, aber auch jede kleinere Funktionsstörung oder Unpässlichkeit interessante Impulse vermitteln, kann uns zum Nachdenken anregen, uns längst Geahntes klar machen, uns faszinierende Aha-Erlebnisse bescheren – und auf diese Weise echte Heilung fördern.

Wobei ich an dieser Stelle noch einmal betonen möchte, dass ich die Körper-Briefe keineswegs als Ersatz für medizinische Hilfe empfehlen möchte.

Ich sehe darin eine wertvolle Ergänzung, mittels derer die ärztlichen Maßnahmen unterstützt und damit wirksamer und vor allem nachhaltiger werden.

Eine ganz besonders schöne und heilsame Idee ist meinem Gefühl nach übrigens auch ein Dankesbrief an unseren ganzen Körper oder auch an spezielle Organe.

Wie vieles in unserem Leben nehmen wir unsere Gesundheit und das klaglose Funktionieren unsers Körpers als Ganzheit, aber auch dessen einzelne Teile, meist auch als viel zu selbstverständlich.

Wir merken den Wert von etwas oft erst dann, wenn wir es verloren haben.

Haben Sie sich schon je morgens beim ersten Augen-Öffnen darüber gefreut, dass Sie sehen können?

Die schöne Aussicht aus Ihrem Fenster, die Bilder an Ihren Wänden, die Sie so mögen, die prachtvollen Blüten Ihrer Amaryllis oder das lächelnde Gesicht eines geliebten Menschen?

Wenn Sie sich einmal in Ihrem Körper hinein versetzen, werden Sie mir sicher bestätigen, dass Sie sich freuen würden, zwischendurch auch einmal Anerkennung und Wertschätzung zu bekommen – so wie auch jeder

Mensch, der eine Arbeit geleistet hat, gerne positives Feedback bekommt.

Wie wäre es also, wenn Sie Ihrem Körper einen liebevollen Anerkennungs-Brief schreiben würden?

Wenn Sie ihm als ganzen oder zumindest jenen Teilen, die reibungslos ihre Funktion erfüllen, Ihre Wertschätzung und Dankbarkeit vermitteln – und dies durchaus auch brieflich?

Wenn Sie sich etwas besonders Gutes tun wollen, dann stecken Sie diesen Brief in einen Umschlag, frankieren Sie ihn und schicken Sie ihn sich selbst?

Und wenn er dann ankommt, versetzen Sie sich in Ihren Körper hinein und stellen Sie sich vor, diesen Brief aus der Sicht Ihres Körpers zu lesen – lesen Sie sich selbst Ihren Dankesbrief an Ihren Körper vor!

Glauben Sie mir, eine solche Liebestat kann wahre Wunder wirken.

Anerkennung, Wertschätzung und Dankbarkeit – und zwar in beiden Richtungen: im Schenken und im Bekommen! – sind emotionale Zustände, unter deren Einfluss wir nicht nur reichlich Glückshormone ausschütten; sondern sie verbessern unsere Immunabwehr, schenken uns einen regelmäßigeren und damit unser Herz schonenderen Rhythmus, verbinden Herz und Hirn ebenso zu einem Team wie die beiden Anteile unseres vegetativen Nervensystems.

All das können Sie übrigens auch in den sehr zu empfehlenden und faszinierenden Büchern von Doc Childre zum Thema Herzintelligenz nachlesen!

Aber es reicht wohl nicht, all das zu wissen, wirken wird es nur, wenn wir es auch tun.

*Mein geliebter Körper!*

*Heute möchte ich dir einmal – und warum nicht schriftlich? – DANKE sagen!*

*Danke für all das, was du tagaus tagein für mich tust, danke für dein klagloses Funktionieren, für deine Bereitschaft, mir manche kleine Sünde zu vergeben und all das auszugleichen, womit ich dich fordere, manchmal sogar überfordere!*

*Danke dir, mein Herz, dass du ununterbrochen schlägst und damit die Versorgung all meiner Organe mit frischem mit Sauerstoff und Nährstoffen gesättigtem Blut sicherst.*

*Du tust das seit dem zwanzigsten Tag der Schwangerschaft meiner Mutter, als diese noch gar nicht wusste, dass sie mich erwarten würde, und du wirst das bis zu meinem letzten Atemzug tun – ohne Urlaub, ohne auch nur ein Wochenende oder einen Nachmittag Pause.*

*Das ist wirklich ein Wunder, das mir viel zu selten bewusst wird – aber heute möchte ich dir einfach danke sagen dafür!*

*Danke dir, mein Hirn, das mir so unendlich vieles möglich macht! Mit dir kann ich denken, neue Lösungen finden, mich erinnern; durch dich kann ich sehen, hören, riechen, schmecken und fühlen, aber du ermöglichst mir auch, mich zu bewegen.*

*Du hilfst mir, mich zeitlich und räumlich zu orientieren und mit anderen zu kommunizieren – sowohl mit Worten als auch über meine Gestik, meine Mimik und den Tonfall meiner Stimme.*

*Du lässt mich Erfahrungen verarbeiten, Sprachen lernen und andere das, was ich weiß, lehren.*

*In dir wohnt mein Humor, meine Kreativität und mein logisches Denken ebenso wie meine Fähigkeit, Symbole zu finden und zu deuten, Bilder zu kreieren, Metaphern, Analogien und Assoziationen zu entdecken.*

*All dies und noch viel mehr kann ich durch dich tun, erleben, sein – ja, du bist ein Wunderwerk der Natur und ich bin dir unendlich dankbar für all das!*

*Danke euch, meine Sinnesorgane, die mir in Zusammenarbeit mit den entsprechenden Hirnteilen ein Leben in Sinnlichkeit und Genuss ermöglichen, mich zugleich aber auch vor Gefahren bewahren!*

*Wie beglückend ist es, ein köstliches Essen zu genießen, einen prächtigen Sonnenuntergang zu bewundern, das Herz berührende Musik zu hören, mich an Wohlgerüchen zu erfreuen oder mich an einer Massage zu ergötzen!*

*Danke euch dafür!*

*Danke dir, mein Verdauungs-Trakt, dass du mir ermöglichst, Nahrung zu assimilieren – Nicht-Ich zu Eigenem zu machen – und dies in Kombination mit Genuss und Freude am Essen und Trinken!*

*Danke dir, Mundhöhle für deine Speichelproduktion und deine Kaufunktion, wenn ich sie oft auch viel zu wenig nütze und mein Essen in Eile in mich hinein schlinge!*

*Danke dir, Speiseröhre, dass du das Geschluckte in meinen Magen weiter transportierst, wenn ich dir oft auch allzu viel zum Schlucken zumute!*

*Danke dir, Magen, dass du so geduldig nicht nur Nahrung aufnimmst und vorverdaust, sondern auch so manch Seelisches, das dann in dir liegen bleibt!*

*Danke dir, Dünndarm, dass du für die Verdauung und die Selektion all dessen, sorgst, das seinen Weg in dich findet – du weißt genau, was bekömmlich ist und was nicht; du weißt, was wir tatsächlich in uns aufnehmen können und was uns besser wieder verlässt!*

*Danke dir, Dickdarm, dass du das nicht Aufzunehmende für die Ausscheidung vorbereitest!*

*Danke dir, Schließmuskel, dass du es mir überlässt, wann ich das, was ich nicht mehr brauche, abgebe!*

*Danke dir, Leber für alle deine Dienste – du bist ein großartiges Chemielabor und ich weiß dein Tun zu schätzen!*

*Danke euch, meine Atem-Organe – angefangen von meiner Nasenhöhle, die dafür sorgt, dass die Atemluft angefeuchtet und angewärmt wird, ehe sie in meine Lungen gerät, und die zugleich die erste Abwehrschranke bildet.*

*Danke euch, meine Luftröhre und meine Bronchien für eure meine Atemluft reinigende Funktion und danke euch, meine Alveolen für den Gasaustausch, der durch eure Wände geschieht!*

*Ihr gewährleistet, dass Kohlendioxyd abgeatmet und lebenswichtiger Sauerstoff hereingeholt werden kann!*

*Danke euch, meine Sexualorgane, dass ihr es mir nicht nur ermöglicht habt, meine wundervolle Tochter zu empfangen, in mir heran wachsen zu lassen und dann gesund zur Welt zu bringen, sondern mir auch Lust und Freude an Erotik schenkt!*

*Danke euch, all meine Muskeln, die mir Bewegung in alle Richtungen möglich machen – rasch oder langsam, direkt funktionell oder spielerisch tänzelnd, fein- oder grobmotorisch, kraftvoll oder subtil!*

*Und danke euch für euren Tonus, der mir auch in entspanntem Zustand eine aufrechte Haltung ermöglicht!*

*Und mein Dank gilt natürlich auch euch, meinen Knochen, die mir Festigkeit und zugleich Flexibilität schenken: dank euch kann ich Haltung bewahren und Rückgrat beweisen, aber ich kann mich auch neigen und verbeugen!*

*Und ihr bewahrt empfindliche Organe in einer schützenden Umhüllung – vor allem mein Gehirn fühlt sich gut aufgehoben in meinem Schädel, aber auch die Organe innerhalb meines Brustkorbes und die in der Schale meines Beckens wissen sich wohl geborgen!*

*Danke!*

*Danke sage ich auch meinem gesamten Harntrakt: meinen Nieren, die in wunderbarer Weise mein Blut filtern und damit Tag für Tag für ein ausgeglichenes inneres Milieu sorgen!*

*Danke dir, Blase, dass du mir erlaubst, meinen Harn nach freiem Ermessen zu halten oder auszuscheiden!*

*Danke euch, all meine Drüsen, die mit ihren Hormonen und Sekreten tagtäglich Wunder vollbringt!*

*Ihr ermöglicht es mir, im richtigen Maß zu wachsen, ihr sorgt für einen gesunden Grundumsatz und jederzeit genug Energie auch in anspruchsvolleren Zeiten, ihr verbindet Organe zu Funktionseinheiten, verteilt Informationen, sichert eine gesunde Anpassung an alle möglichen Bedingungen im Außen und im Innen!*

*Danke dir, meine Haut, die du mich einerseits gegen das Außen abgrenzt, zugleich aber Verbindung und Berührung ermöglichst, die du ebenso für einen gesunden Wärmehaushalt sorgst, wie du deine wichtige Ausscheidungs-Funktion erfüllst!*

*Und danke allen anderen Organen, die ich hier nicht erwähnt habe – ich danke euch! Ich danke dir, mein Körper!*

*Ich*

## Mit dem Körper „worken“

Einige von Ihnen mögen vielleicht „The Work“ von Byron Katie kennen – eine in meinen Augen sehr wirksame Methode zur Selbsterkenntnis, zugleich aber ein wundervoller Weg, um Frieden zu finden mit sich selbst und der Welt.

Aber vor allem ist es für mich eine sehr treffsichere Technik, um die Spiegelungen durch andere zu erkennen.

Was auch immer jemand tut oder nicht tut, geht uns ja etwas an, hat mit uns zu tun, betrifft uns – sofern es uns in irgend einer Weise tangiert: positiv oder negativ.

Nur ist es oft gar nicht so leicht, zu erkennen, was uns der oder die andere genau spiegelt.

Wenn wir sie mit der nötigen Selbst-Ehrlichkeit anwenden, schenken uns Katies Umkehrungen teils sehr amüsante Aha-Erlebnisse.

Nachdem ich ihre Technik bereits über ihre Bücher kennen gelernt hatte, durfte ich Katie dann bei einem Seminar in Wien auch persönlich kennen und schätzen lernen.

Im Nu hat sie da die nicht gerade romantischen Räumlichkeiten, in denen ihr Seminar stattgefunden hat – das Auditorium Maximum der Technischen Universität – mit ihrer liebevollen Ausstrahlung erfüllt und uns mit viel Humor und Einfühlsamkeit in „The Work“ eingeführt.

Und da sie einverstanden ist, wenn wir ihre Technik auch für uns anpassen und weiterentwickeln, spiele ich seit damals intensiv mit dieser Methode und wende sie in ganz verschiedenem Zusammenhang und auf unterschiedliche Art und Weise an.

Vor allem mit den Umkehrungen mache ich immer wieder die besten Erfahrungen – bei mir selbst ebenso wie in meinen Seminaren, in denen ich – neben dem Links-Schreiben – praktisch immer auch das „worken" vorstelle.

Und diese Umkehrungen können auch sehr hilfreich sein, um die Botschaften unseres Körpers zu erkennen.

In der Original-Version fasst man das, was einen an einer anderen Person stört, in einen Sollte-Satz und kehrt diesen dann in verschiedene Richtungen um.

Wenn wir uns an die Rheumatikerin Christa erinnern, die von ihrem Mann betrogen wird, könnten ihre Umkehrungen so lauten:

Mein Mann sollte mich nicht betrügen!

=> Mein Mann sollte mich betrügen!

=> Ich sollte meinen Mann nicht betrügen!

=> Ich sollte meinen Mann betrügen!

=> Ich sollte mich nicht betrügen!

Aus einem „sollte" wird also ein „sollte nicht", weiterhin wird aus dem „er mit mir" das „ich mit ihm" und zuletzt das „ich mit mir" – was meist am wichtigsten ist!

Denn andere zeigen uns mit ihrem Verhalten uns gegenüber meist in einer Karikatur-Form das, was wir mit uns selbst tun.

Wenn Sie nun Appetit auf diese Methode bekommen haben und sich – was ich Ihnen wirklich empfehle möchte – näher damit auseinandersetzen möchten, dann lege ich Ihnen Byron Katies Bücher ans Herz.

Oder aber Sie besuchen eines ihrer Seminare.

Hier nun also meine Anwendung dieser Methode auf unseren Körper: wir fragen uns, was uns an dem, was das erkrankte Organ macht oder nicht macht, stört.

Dann fassen wir dies in einen Sollte-Satz und gehen die Umkehrungen durch!

Natürlich ist hier noch mehr Phantasie gefragt als bei der ursprünglichen Methode, die ja auch umso interessanter wird, je mehr Kreativität wir einfließen lassen.

Denn vor allem die metaphorischen Lösungen sind meist die interessantesten.

Zur Verdeutlichung einige Beispiele:

* Meine Blase sollte mich nicht so unter Druck setzen

=> ich sollte mich nicht so unter Druck setzen!

* Mein Herz sollte mir nicht so weh tun

=> ich sollte mir nicht so weh tun / weh tun lassen

* meine Haut sollte nicht so jucken ~ reizen

=> ich sollte mich selbst nicht so reizen ~ kratzen

* mein Magen sollte nicht so sauer sein

=> ich sollte nicht so sauer sein (auf andere oder auf mich)

* meine Zähne sollten mir nicht verloren gehen

=> ich sollte mir nicht verloren gehen (indem ich mich verleugne)

* meine Gallenblase sollte sich entspannen (Koliken sind böse!)

=> ich sollte mich entspannen (und nicht mehr so viel ärgern!)

* meine gelähmte Seite sollte mich nicht so hängen lassen

=> ich sollte mich nicht so hängen lassen (und zu mir stehen!)

* meine Haare sollten mich nicht im Stich lassen

=> ich sollte mich nicht im Stich lassen (mit meiner Einstellung)

* meine Gebärmutter sollte mich nicht ausbluten

=> ich sollte mich nicht ausbluten (indem ich immer nur gebe!)

Diese Technik des Hinterfragens wird wohl nicht bei allen Krankheiten funktionieren und anwendbar sein, aber dort, wo sie passende Ergebnisse bringt, erweist sie sich wirklich als wertvolle Ergänzung.

# Nachwort

Ich hoffe, geschätzte Leserinnen und Leser, Ihnen mit diesem Buch einen kleinen Einblick in das geboten zu haben, was möglich wird, wenn wir uns dieser Instanz in uns öffnen, wenn wir in uns hinein hören und empfänglich werden für diese immanente Weisheit.

Woher auch immer diese Briefe letztlich kommen, sie sind ungemein wertvoll auf unserem Weg zu mehr Selbst-Erkenntnis – und damit letztlich zu echter Selbst-Verwirklichung.

Denn diese setzt meiner Ansicht nach die Entdeckung all unserer (teilweise vielleicht noch brach liegenden) Anlagen und Fähigkeiten ebenso voraus wie die unserer Schwachstellen.

Und Sie werden es selbst erleben, wenn Sie sich dieser Erfahrung möglichst unvoreingenommen öffnen: die Körper-Briefe – ich nenne sie so, weil wir dazu unseren Körper als ganzen oder auch Teile davon als Gegenüber annehmen – sind ungemein hilfreich auf diesem Weg.

Wenn auch all die Briefe in diesem Buch archetypische Themen ansprechen, dann muss Ihr entsprechendes Organ Ihnen natürlich nicht unbedingt genau diese Botschaft eröffnen.

Die Botschaft ergibt sich ja vor allem aus der entsprechenden Lebens-Situation; dennoch glaube ich, dass Sie mit der nötigen Selbstehrlichkeit so manche Ähnlichkeit entdecken werden.

Und vielleicht ist es genau diese, die – wenn sie Ihnen beim Lesen auffällt – Sie dann zu einem solchen zweihändigen Dialog inspiriert …

Wenn Sie interessante Erfahrungen machen, dann freut es mich, davon zu erfahren – gegenseitige Anregung empfinde ich immer als wertvoll.

So möchte ich an dieser Stelle von Herzen auch all jenen danken, die ihre Erfahrungen mit mir geteilt haben und mir damit die Möglichkeit gaben, sie nun auch mit Ihnen zu teilen.

Möge Ihre linke Hand Ihnen als wertvoller Dialog-Partner dienen und mögen Sie die Anregungen, die Ihnen aus dieser Quelle zukommen, auch umsetzen können!.

Diese Quelle ist – wenn Sie sie erst einmal erschlossen haben – unerschöpflich: erinnern Sie sich daran, dass wir aus heutiger Sicht gerade mal 2 % unseres Hirnpotenzials nützen.

Warum also nicht dieses Potenzial weiter ausschöpfen?

Und unsere nicht-dominante Hand ist ein großartiges Werkzeug dafür.

Aber haben Sie Geduld mit sich selbst – vielleicht schreibt Ihre linke Hand ganz spontan, vielleicht zögert sie aber auch etwas, ehe sie ihre Schätze preisgibt.

Und natürlich wird sie anfangs nicht so geübt schreiben wie Ihre Rechte – aber auch mit der haben Sie eines Tages schreiben gelernt! Auch die Leserlichkeit wird anfangs wohl etwas zu wünschen übrig lassen – aber glauben Sie mir, diese wird von Mal zu Mal besser.

Und die Mühe lohnt sich jedenfalls.

So bleibt mir nur noch – in Anlehnung an die Akteure im Chinesischen Zirkus – Ihnen zu wünschen:

„Möge die Übung gelingen!“

# Kontakt zur Autorin

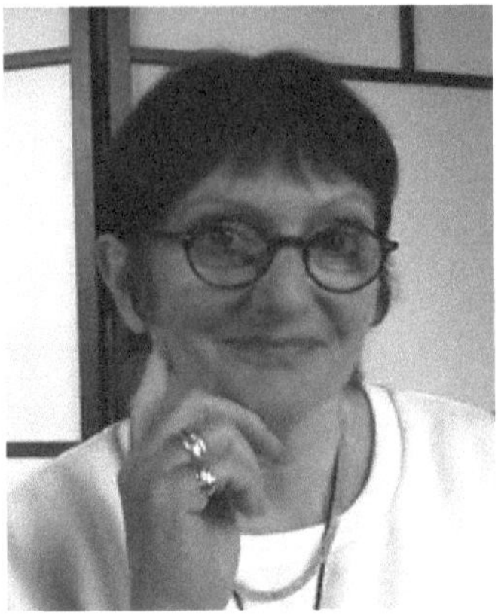

**Dr. Michelle HAINTZ**

**Wer bin ich?**

Als ursprünglich ausgebildete Ärztin bin ich heute vorwiegend als Schriftstellerin tätig. Sowie als bildende Künstlerin.

Parallel dazu bin ich Trainerin in der Persönlichkeits-Bildung: in Seminaren, Gruppen und in der Einzelberatung.

**Worin sehe ich meine Lebensaufgabe?**

Ich begleite Menschen, die in Resonanz mit mir schwingen, in die freudige und lustvolle Entfaltung ihres Potenzials. Wichtige Bausteine sind dabei Stressbewältigung und Kreativitätstraining.

Mein wichtigstes Credo ist:

*„Wir brauchen nicht über uns selbst hinaus zu wachsen, wir sind groß genug. Es reicht, wenn wir damit aufhören, uns selbst kleiner zu machen, als wir sind; aber auch anderen nicht mehr erlauben, uns klein zu machen.*

*Es gilt also letztlich, unsere wahre Größe einzunehmen, indem wir in uns selbst hineinwachsen!“*

Wichtige Ansprechpartner sind „HSP – hochsensible und hochsensitive Persönlichkeit“ sowie Menschen, die als „alleingeborener Zwilling“ zur Welt gekommen sind und Scanner Persönlichkeiten.

**Meine Webseiten sind:**

https://michellehaintz.com/

https://seelenfitness.info/

https://hsp-test.info/

https://alleingeborener-zwilling.com/

https://lebenswert365.info/

**E-Mail:**

michelle@lebenswert365.info

dr.michelle.haintz@aon.at

**Facebook „Hochsensibilität im neuen Licht“:**

https://www.facebook.com/drmichellehaintz/

**Facebook privat:**

https://www.facebook.com/michelle.haintz.79/

**Youtube:**

https://seelenfitness.info/youtube-kanal/

**Weitere Produkte der Autorin:**

Mehr E-Books und Bücher von mir findest du auch auf meiner Autorenseite auf Amazon:

https://seelenfitness.info/Michelle-Haintz-Amazon/

**Und hier sind zwei Übersichten über meine Produkte:**

https://seelenfitness.info/produktuebersicht-haintz/

https://lebenswert365.info/produktseite-lw/

**Meine Meditationen findest du hier:**

https://lebenswert365.info/meditationen_enzln/

**Hast du Interesse am Verlagsprogramm mit weiteren E-Books und Büchern?**

Zum Bereich Esoterik, Coaching und Selbsthilfe für ein gesundes, erfolgreiches und glückliches Leben kann man sich hier informieren:

https://as-infothek.de/ebook-buch/

Kolibri 360 GmbH
Ferdinand-Jühlke-Straße 7
99095 Erfurt, Deutschland
produktsicherheit@kolibri360.de